王伟明 主编

脱 发 的

中西医治疗及养护

全国百佳图书出版单位
中国中医药出版社
·北京·

图书在版编目（CIP）数据

脱发的中西医治疗及养护 / 王伟明主编 . — 北京：
中国中医药出版社，2022.4（2022.9重印）
ISBN 978-7-5132-7381-7

Ⅰ.①脱⋯　Ⅱ.①王⋯　Ⅲ.①秃病—中西医结合疗法
②秃病—防治　Ⅳ.① R758.71

中国版本图书馆 CIP 数据核字（2022）第 013755 号

中国中医药出版社出版

北京经济技术开发区科创十三街 31 号院二区 8 号楼
邮政编码　100176
传真　010-64405721
河北省武强县画业有限责任公司印刷
各地新华书店经销

开本 880×1230　1/32　印张 7.75　字数 161 千字
2022 年 4 月第 1 版　2022 年 9 月第 2 次印刷
书号　ISBN 978-7-5132-7381-7

定价　38.00 元
网址　www.cptcm.com

服 务 热 线　010-64405510
购 书 热 线　010-89535836
维 权 打 假　010-64405753

微信服务号　zgzyycbs
微商城网址　https://kdt.im/LIdUGr
官 方 微 博　http://e.weibo.com/cptcm
天猫旗舰店网址　https://zgzyycbs.tmall.com

如有印装质量问题请与本社出版部联系（010-64405510）

编 委 会

序

"没有全民健康，就没有全面小康。"古今纵横，健康是人类对生命永恒的诉求，当中国向着全面建成小康社会的奋斗目标越走越近，全民健康成为摆在"保障和改善民生"面前的一道新课题。

头发是人体的一部分，也是人体健美的重要标志之一。头发的荣枯、疏密和色泽，不仅关系着人的仪表，还可以反映人体的健康状况，甚至可以预示潜在的疾病，万万不可轻视。人人都渴望拥有一头乌黑亮丽的秀发，然而由于生理、年龄、遗传、疾病、饮食等诸多因素，不少人出现了脱发的情况，并且主流脱发人群已呈现明显的低龄化趋势。脱发令人倍显衰老，同时非常容易加剧社交恐惧。在讲求生活质量与幸福感的现代社会，与"三千烦恼丝"有关的颜值问题无疑已成为人们社交与生活中的一个关注点。

如今社会节奏加快，工作和生活压力加大，脱发的人数日益增多。据有关资料报道，我国脱发人群约2.52亿，其中男性脱发率近20%。在脱发患者中，脂溢性脱发占70%以上，多与饮食和情志有关。本书从头发的生理结构、脱发的成因、脱发的诊断和分类、脱发的中西医治疗及进展、头发的日常保健、护理等多个方面进行了全面的分析和研究。"直从萌芽拔，高自毫末始。"本书参考众多名家治疗脱发的佳法良方，梳理了国内外最新的治疗方法，系统阐述了"肠道菌群-发酵食品与脱发的关系"，资料翔实，脉络清晰，将理论性、实用性与可读性、先进性融为一体，深入浅出，娓娓道来，为读者解疑释惑。

王伟明研究员及团队关注民之健康、民之所求，秉着"求真""创新"的科学探索精神，清晰、精准地认识到脱发疾病的管理不能单靠治疗，要从治疗逐渐向"防、治、养"模式转变。本书将笔墨挥洒于养发、护发、膳食保健，突出"防脱与治脱"并重，对今后脱发的预防和治疗提供了新的思路，是近年来在脱发领域中少有的将科学普及和医学实践相结合的案头书目。

谨致数语为之序。

王学军

2021 年 8 月

前　言

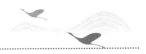

　　"鬓似乌云发委地，手如尖笋肉凝脂。分明豆蔻尚含香，疑似夭桃初发蕊。"

　　"小山重叠金明灭，鬓云欲度香腮雪。懒起画蛾眉，弄妆梳洗迟。"

　　"她的头发非常浓密，而且好像马鬃毛一样的粗硬。却带着小孩子一样的骚乱和柔美，卷曲地绕着她的小小的耳朵。"

　　"她把头发披散下来是叫太阳的光芒都要忌妒的。"

　　……

　　我国作为诗教传统和文化深厚的国度，诗人们习惯将诗歌作为人伦教化及情感寄托、情操陶冶的载体，不管是古诗词还是现代诗歌，都将头发描述得那么美丽、动人、活灵活现，诸如这样的诗词、诗歌数不胜数，可见头发对于人类美丽的重要性亘古不变。

　　可是随着近年来生活水平的提高，饮食结构、娱乐文化、生活习惯、工作方式等逐渐影响着头发的质与量，脂溢性脱发、斑秃及内分泌性脱发等发病率亦不断升高，人们对头发的追求已不仅仅局限于头发的造型，更多的是在追求发质及发量。各大个人洗护的品牌公司，以"固发""防脱""促进头皮血液循环"等为主要功效，竞相推出洗护系列，受到了大众的推崇，足以说明脱发已经成为广泛存在的健康问题并引起大众的焦虑及恐慌。

"我是哪种脱发？""脱发是防大于治吗？""防应该怎样预防？""已经脱发应该怎么治疗？""日常的科学养护、保健应该怎么科学地去做？""药物及其他治疗方法应该怎么选？""现代研究学者的最新发现是什么？"各种围绕头发健康的问题层出不穷。带着这些疑问，我们系统梳理了关于脱发的防与治，阅读本书，让您在全面了解脱发的基础上，正确应对脱发，找出解决问题的答案。

全书共分为6章。虽然篇幅不长，但是内容筛选均具有针对性，能做到有的放矢，科学、严谨地指导大家正确认识脱发。

第一章全方位解析头发的构造、性质、生长周期及其影响因素，并具体地阐释头发的生理功能，向广大读者介绍头发的基础知识，知其根本才能正确对待。

第二章主要论述临床常见的脱发类型、临床表现、发病原因，详细及清晰地阐释各种脱发类型及特征，使广大读者能明辨脱发类型，有利于更有针对性地开展治疗及日常保健。

第三章总结概述了目前临床诊断技术、诊断分型，以及现代医学技术诊断脱发的利与弊。对市场流通的药物及剂型、手术的适用范围、用法用量及不良反应进行梳理，明确现代医学治疗特点，方便读者预先判断及选择。

第四章从传统医学角度认识脱发，根据脱发不同的病因病机，辨证施治。对目前市场流通的中药成方制剂，效果较显著的经典方剂进行总结。详细梳理了 2010—2020 年十年间，各名医大家针对不同脱发分型特有的内服及外用治疗方法，使广大读者认识中医对于脱发的治疗特色。

第五章重点总结头发养护的食疗及日常护理，介绍食疗及头皮护理的正确做法，并针对不同的发质，分析发质形成的原因及特殊护理方法，纠正不正确的方法，避免造成二次伤害。

附篇重点关注肠道菌群与脱发的关系。随着"第二大脑"肠道菌群的研究，科学家发现其与多种疾病相关，其中关于肠菌的紊乱与脱发的关系已有科学报道，引起研究者们的高度注视。这些研究提示发酵食品可以调节肠道菌群，可以改善脱发。豆豉在传统医药古籍中早有记载，在深入了解豆豉的基础上，明确其特有的固发作用。从中国的豆豉，再到日本的纳豆、印度的天培，发酵大豆有益于人体健康已毋庸置疑。通过建立雄激素性脱发小鼠模型，考察豆豉的预防脱发的作用，效果显著且无不良影响。这为发酵产品治疗脱发的深入研究提供了科学依据，也为肠道菌群与脱发的研究奠定了基础。

全书从六大部分系统全面地介绍了脱发，语言通俗易懂，逻辑科学严谨，内容翔实丰富，旨在能够科学简单地指导广大读者进行头发养护，降低严重脱发的发生概率。

本书的编撰虽力求详尽、全面、准确，编排校勘难免

存在纰漏，恳请广大读者朋友不吝指教。在本书成书过程
中，承蒙王学军主任医师悉心指导，惠予作序，谨此表示
谢忱！最后祝愿大家都能拥有一头浓密黑亮的头发，让美
丽生活从"发"开始。

王伟明

2021 年 10 月

目 录

第一章
关于头发的一切

第一节 头发的构造

头发是一种从头皮上生长出来的纤维组织，是由细胞再生而形成的一种硬角质的排列，是人体皮肤的附属器之一。头发在胚胎发育的第9周左右出现于前额及头皮部，胚胎4个月时头部毛囊发育完好，四个半月时头发的生长周期已建立，到第22周发育完全。头发的基本结构是由毛干、毛根和毛囊三部分组成。

一、头发的基本结构

头发的基本结构是由毛干、毛根和毛囊三部分组成。也有将毛发划分为毛发上段和毛发下段两部分，前者指毛干，后者指毛根和毛囊。见图1。

（一）毛干

毛干是指露出皮肤的头发，是表皮向外生长的特殊部分，由角朊细胞组成，其主要成分为角蛋白，占毛干总量的

85% ～ 90%，其他成分是水、色素、类脂质和微量元素。毛干中蛋白质非常稳定，而且具有遗传多态性。毛干从外到内可分为三层：毛小皮、毛皮质、毛髓质。见图 2。

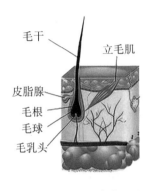

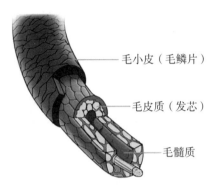

图 1　头发的基本结构　　　　图 2　毛干的基本结构

1. 毛小皮　毛小皮是毛发的最外层，决定头发的外观和亮泽度，同时可以抵御外界的物理、化学因素对头发的轻微损伤。毛小皮由 6 ～ 10 层无核的鳞状角化细胞呈屋瓦状重叠而成，每层厚 350 ～ 450nm。其游离缘朝向头发的尖端，可呈牙状或锯齿状。毛小皮细胞与内毛根鞘细胞相连接，使毛发牢固地存在于毛囊中。按不同形状，毛小皮细胞又分为长形、尖形、卵形和扁形等。这种鳞状物质越接近头皮的部分越光滑，越远离头皮的部分越粗糙，越不规则，且受到外界不同程度的各种刺激后，边缘可轻度翘起或破裂。其超微结构在电镜下显示为角化细胞，呈扁平状，成层排列，细胞质中多数可见有高电子密度的颗粒，细胞向上方推进时颗粒增多，融合，最后胞核消失。

2. 毛皮质　毛皮质是头发的主体部分，由柔软的角质蛋白构成，是决定着头发性能的重要组成部分，同时决定头发的颜色、弹性、强度与屈曲性。毛皮质由几层细长的菱形角化细胞紧密排列而成，细胞境界不清。向远端移动，细胞逐渐变细变长，并出现细纤维与毛发长轴平行，数目和大小逐渐增加，呈束状。这些细纤维实质是成束的角蛋白链，纤维之间由含富硫蛋白的基质填充。角质蛋白的链状结构，使头发具有可伸缩的特性，不易被拉断。细胞中含有的麦拉宁黑色素是决定头发颜色的关键。黄种人的头发是黑色的，就是因为麦拉宁黑色素较多的缘故；相反欧美人拥有的棕色头发，是因为头发上的麦拉宁黑色素较少。皮质纤维的多少决定了头发的粗细。

3. 毛髓质　毛髓质位于头发中轴部位，是含有些许麦拉宁黑色素离子的空洞性的细胞集合体。这些细胞集合体由 2～3 列立方形或多角形细胞纵列而成，可连续或断断续续存在。细胞内和细胞间充满空气间隙（气泡），这些包含空气的洞孔具有隔热的作用，并可以提高头发的强度和刚性，又几乎不增加头发的重量。电子显微镜下其超微结构显示：在毛球上部，毛髓细胞的胞核较大，细胞质中有高电子密度的颗粒，富含精氨酸，并有黑色素颗粒存在；在较高部位，有不规则的纤维形成网状，其间有大小不一的空泡核细颗粒状物质。

（二）毛根

毛根是埋在皮肤内的部分，是毛发的根部，成长中逐渐伸出皮外形成毛干，底部的毛球内包毛乳头，含有丰富的微血管和淋巴管，给毛球细胞的生长繁殖提供水分和营养。它的末端膨大呈球状，故称毛球。毛球位于毛囊内，中央内凹，接毛囊真皮乳头。毛根同样具有毛髓质、毛皮质及毛小皮三层结构。

1. 毛球 活动期的毛囊在毛根下端呈葱头状膨胀，称为毛球。其中央凹下，含有乳头，纵切面标本呈马蹄铁状。毛球可被 Auber 限界线分成两部分。上半部为头发的 3 层细胞和内毛根鞘的 3 层细胞；下半部为未分化细胞，有丝分裂旺盛。下半部可分为再生部、细胞分裂部、未分化部、外毛根鞘部和黑素细胞部 5 层结构。①再生部：与毛乳头相接，通常为立方形细胞，其最上部分化为毛髓细胞，上半部分化为毛皮质和毛小皮细胞，下半部分化为内毛根鞘的三层细胞。②细胞分裂部：常有旺盛的细胞分裂可见。③未分化部：尚不能识别这些细胞将来分化为哪一层细胞，但可依位置关系来推测。毛球部的超微结构在电镜下显示：Auber 限界线以下存在的细胞，细胞核与细胞质的比率大，微脂肪粒多，呈未分化细胞性质，桥粒数目少，细胞间裂隙多；而在 Auber 限界线以上可见各层细胞的特征。

2. 毛乳头 毛乳头在头发的基部突入毛球之内的真皮组织。毛乳头由结缔组织和丰富的毛细血管、神经组成，其中有丰富的纤维细胞和大量黏蛋白。毛乳头与诱导和维持头发的营养、生长有关。

（三）毛囊

剖面显示毛囊由上皮性毛根鞘和结缔组织性毛根鞘两部

分组成，两者之间有玻璃膜。

1. 上皮性毛根鞘 起源于表皮，又分为内毛根鞘和外毛根鞘两部分。

（1）内毛根鞘：由鞘小皮、赫氏层及亨氏层 3 层组成，其共同特点为细胞质中均含有弹力纤维和毛透明蛋白颗粒。

（2）外毛根鞘：相当于表皮的基底层和棘细胞层，细胞质清晰与表皮相连，在毛球部位 1 ～ 2 层，以后不断向上移行而呈多层，形态与表皮细胞相同。外毛根鞘在毛囊中部最厚，到皮脂腺开口处变薄。在皮脂腺开口处以下，外毛根鞘的细胞含有大量糖原，尤以毛囊中部为甚。外毛根鞘最外层细胞，相当于基底层，成栅状，排列整齐。

2. 玻璃膜 位于外毛根鞘外侧，为均质性、嗜酸性的层样结构，相当于表皮的基底膜。它在毛囊下半部较厚，在毛球最宽处最厚，在毛球下部很薄，在乳头腔内几乎看不见。

3. 结缔组织性毛根鞘 由内层环形纤维和外层纵行纤维组成。两层均由胶原纤维组成，并有少数弹力纤维和成纤维细胞。

（四）与毛囊有关的结构

与毛囊有关的结构有皮脂腺、大汗腺和立毛肌。皮脂腺，由位于头发的漏斗部和峡部之间的上皮细胞构成。其作用是分泌皮质以润滑头发和皮肤。雄激素对皮脂腺的分泌有较大的影响。大汗腺，位于毛囊的上皮细胞，一般由分泌部和排泄部组成。立毛肌，为扇形的肌肉，属于平滑肌，较宽的一端接邻近表皮的真皮上部的弹性硬蛋白网，尖端接毛囊在皮脂腺开口处以下的弹性硬蛋白网，连接点在毛囊与皮肤表面呈钝角的一面，所以此肌肉收缩时头发竖起。

二、头发的基本成分

（一）角质蛋白

头发的基本成分是角蛋白质。角蛋白质是由氨基酸组成，提供头发生长所需的营养与成分。各种氨基酸原纤维通过螺旋式、弹簧式的结构互相缠绕交联，形成角质蛋白的强度和柔韧度，从而赋予了头发独有的刚韧性能。构成头发的氨基酸中，以胱氨酸的含量最高，可达 15.5%，蛋氨酸和胱氨酸的比例为 1∶15，自然头发中，胱氨酸含量为 15% ～ 16%。

（二）微量元素

头发主要由纤维性的角蛋白组成，微量元素在毛囊内与巯基、氨基结合从而进入角蛋白分子使微量元素蓄积在头发中，并且微量元素一旦沉积下来就不易再被重新吸收。在头发中可以检测到的微量元素有 20 多种，其含量大大高于血、尿中的浓度。医生可以根据头发中元素的含量，来帮助诊断某些疾病。

1. 锌 儿童头发中含锌量少。儿童头发稀黄症状在临床医生诊断儿童锌缺乏症时有一定的参考价值。

2. 钙 患有冠心病的老年人，其头发含钙量比正常人低 60% ～ 70%。

3. 锰、镉 精神病患者的头发中锰、镉的含量都低于正常人。

4. 砷、镉、银和铅 长期染发对头发中的重金属含量有明显影响，经常染发有可能影响人体对重金属砷、镉、银和铅的代谢。

5. 铜、钴、铁、钛、钼、镍 可影响头发的颜色。

6. 镁、钒 冰毒滥用者头发中镁、钒含量偏高，推测这两种元素偏高可能是造成冰毒滥用者心律失常高发的原因。

近年来，随着对头发微量元素的不断研究发现，借助于头发微量元素谱可以准确判别样本属性，对癌症的预报、心脑血管病以及尘肺高危人群的早期检测具有重要意义。

（三）水分

正常的发干含有少量水分。毛小皮起防水层的作用，因此发干中的水分很少从皮质逸出。

三、头发的种类

头发的颜色、曲直、疏密度可因种族、遗传因素而不同，其分类有很多种形式，可从形态上、粗细上、颜色上或发质上划分。现分述如下形态上的划分。

（一）头发的曲直形态

1. 直发 黄种人的头发属于这类，直而不卷，头发的横断面呈圆形。

2. 波状 大多数白种人的头发呈波状，横断面呈椭圆形。

3. 卷缩发 黑种人的头发归于此类，卷曲更甚。横断面变异更大，多数为卵圆形，但一侧为平边，而且毛囊在毛球以上就弯曲呈曲线，外毛根鞘一侧比另一侧厚。毛小皮边缘有明显的扭曲，故很容易受外界因素的损伤。

（二）决定头发曲直形态的因素

1. 发干横切面 头发的卷曲，一般认为是和它的角化过程有关。凡卷曲的毛发，毛干在毛囊中往往处于偏心的位置，根鞘一侧薄而另一侧厚。越靠近薄根鞘的一面，毛小皮和毛皮质细胞角化开始越早；越靠近厚根鞘的一面，角化开始得越晚。角化过程有碍毛发的生长速度，因此，角化早的这侧短于另一侧，结果造成头发向角化早的这侧卷曲。

2. 遗传 头发的形态受毛发细胞排列的影响。毛发细胞排列受遗传基因的控制。人类头发的自然形态因地域种族的不同而有所差异。

3. 毛球位置 首先，毛球在毛囊中的位置决定头发的曲、直，如黑种人的毛球在毛囊的一侧，因此毛干长出时毛囊有一个锐角；其次，毛球本身的不规则生长，如一侧比另一侧长得慢会使头发呈波浪状；再次，毛囊形态的曲直也可以影响头发的形态。

4. 头发扭曲的数量 临床上所见，即使是直发的黄种人，其头发在生长过程中亦可发生扭曲，只是扭曲的数量是否足够决定是否形成卷发。

5. 毛囊的形态 毛囊形态的曲直决定头发的形态。

（三）头发粗细的形态特征

1. 头发的直径分类　头发的粗细存在着个体差异。同一个人在一生中也伴随着周期的变化。胚胎 3 个月后，头发即开始生长；出生时，胎毛脱落，而头发则继续生长且变得粗壮；成年后的头发则变得更粗壮。成人头发的直径大部分在 0.05 ～ 0.15mm，平均为 0.08mm。通常可分为粗发、一般发、细发三种。粗发：通常在 0.1mm 以上，多见于黄种人。一般发：直径为 0.06 ～ 0.09mm。细发：直径在 0.06mm 以下。

2. 决定头发直径的因素

（1）部位：同一个人的头发在不同的部位，粗细也不相同。一般头后部头发较粗，而头顶部头发最细。中年以后，随着年龄的增长，头发可由粗变细，数量也逐渐减少。这种变化主要由遗传所决定。

（2）种族：头发的粗细还与种族有关。一般来说，黄种人的头发较白种人粗，也较白种人不易脱落。

（四）头发的颜色特点

头发的颜色受毛皮质所含黑素颗粒的种类、数量、大小和分布，以及所存在的色素性质决定。人的毛发以皮质为主，内含少许髓质，故毛发黑色的深浅主要决定于皮质中黑素的量以及其细胞内外存在的气泡。皮质中黑素越多，细胞之间气泡越少，头发颜色就越黑；反之，黑素量少、气泡多，由于空泡产生光的反射，使毛发的颜色变淡以至成白发。

科学研究已证实,头发的颜色与头发组织中所含金属元素的量也有一定的关系。含有大量铜、铁和黑色素的头发呈黑色;含镍量过多的头发会变成灰白色;含钛量大的头发呈金黄色;含钼多的头发呈赤褐色;含铜和钴多的头发呈红棕色;含铜过多的头发呈绿色;含有过多的铁或严重缺乏蛋白质的头发呈红色。由此可见,头发颜色还与人体素质及饮食营养有密切关系。

(五)头发发质的划分

1. 干性头发 头发缺乏皮脂或水分易形成干性头发。表现为头发僵硬、无弹性、暗淡无光、容易缠结成团。干性头发严重时,可能会导致头发掉落、毛囊萎缩、分叉和折断。

2. 油性头发 油性头发是皮脂分泌过多所致,多与遗传有关。表现为头发油腻发光,发干直径较细而且脆弱。

3. 中性头发 一种健康的头发。它的皮脂与水分经常保持平衡,密度与质地适中,柔滑光亮,富有弹性,不干枯,无滞涩感或黏腻感,易保持发型。

4. 混合性头发 混合性头发是一种介于干性头发和油性头发之间的特殊发质。混合性头发以青年女性较为多见,分为两种:一种是头发干燥,但头皮多油;另一种是同一根头发上部干燥下部油腻,常伴有较多的头皮屑。

5. 受损发质 受损发质多数由于烫、染不当造成。表现为发尾分叉、松散、干焦、粗糙不柔顺。

第二节 头发的性质

一、头发的物理性质

(一) 头发的弹性与张力

头发的弹力和张力属于头发的重要特性,指头发能拉到最长程度后恢复其原状的能力。一根头发可拉长40%~60%。它的伸缩率是由皮质层决定的。因有弹性,故头发能抗拒外力而保持其外形、长度不变。由于有弹性,故将头发旋绕后仍能恢复至原状而不被损伤。头发经化学处理如烫发或染发后,能改变毛皮质中的角蛋白结构,反复地损伤毛皮质中角蛋白纤维的结构则其弹性被破坏,头发则不能拉长,不能弯曲且很容易断裂。日光和人工紫外线可使头发中的化学结构断裂而破坏其弹性。

(二) 头发的静电作用

摩擦干燥的头发,如梳理头发时,在头发上可形成静电,这种现象在燥热的天气里出现频繁。头发上形成的静电可以使头发相互推开,而不是平整地相互叠在一起,导致头发竖立。

(三) 头发的含水性

正常无损的头发含有少量的水分,约占10%,其中的水分很少从毛皮质逸出，这是因为毛小皮覆盖着毛皮质，起着防水层的作用。烫发或者染发过程中，烫发剂或染发剂的化学物质需穿过毛小皮层到皮质层内与角蛋白反应才能发生效用。染发及烫发时加入的温性或碱性溶液，可以使毛小皮鳞片分开，从而使烫发或染发的化学物质易于通过毛小皮层而进入毛皮质内，此过程终止，毛小皮鳞片渐渐关闭。如此反复多次，毛小皮的保护功能受损。毛小皮损伤的结果是使毛干上呈多孔性，故水分易进入毛皮质或从毛皮质中逸出，这种受损的头发表现为干燥、发梢裂开。毛小皮损伤后，发干上的空隙增多，一方面洗发时水分易进入毛皮质内，而使皮质肿胀，另一方面干燥时水分又容易从毛皮质中丧失。这种反复潮湿、干燥，渐渐使毛皮质变脆弱而易拉断。

根据头发的物理特点，将头发分成五类。一是生长稠密、含水量较多、弹性较足、弹力稳固、发质粗硬的钢发。二是头发细软、缺乏硬度、弹性较弱的绵发。三是弹性较足但不够稳定、抵抗力较强但过于油腻的油发。四是干燥枯萎、缺乏水分、油脂很少的沙发。五是软如羊毛、弯弯曲曲、绵软无力的卷发。其中钢发发质为健康，沙发发质最差。

二、头发的化学性质

（一）与头发化学性质密切相关的物质

头发的主要成分是角质蛋白，约占97%。角质蛋白是由20多种氨基酸结合而成的。其中胱氨酸的含量最多，占15%～16%。这种角质蛋白的化学结构为每条氨基酸链皆为螺旋形，然后再形成束卷或绳索样。每个胱氨酸单位有两个半胱氨酸，邻近的两条链中的半胱氨酸在 $-CH_2$ 基团之间通过双硫键形成强的化学结构。这种双硫键的结合牢固，化学的方法才能使其断开。

（二）化学方法对角质蛋白化学键的影响

1. 氧化反应 用过氧化氢作为氧化剂，可以使双硫键发生氧化反应。头发被漂白的过程中，加入金属铁和镉能强烈地催化这个反应，加速其进程。通过还原反应，也可以破坏双硫键。

2. 高温反应 把头发置于100℃或以下的水中，其中的双硫键会缓慢发生水解反应而分开。在水温超过100℃时，双硫键发生的水解反应可以使胱氨酸被破坏，氨基酸链的硫元素损失。把头发置于氢氧化钠溶液中煮沸，也会发生水解而破坏双硫键。

3. 酸碱反应 由于大多数氨基酸含有酸性支链 $-COOH$ 或碱性支链 $-NH_2$，它们之间可以互相作用，形成稳定的多环螺旋形结构。在酸、碱、氢键、盐键和双硫键等维持氨基酸链的力量均被破坏时，头发被完全水解成单个的氨基酸溶液。过氧化氢和硫化钠在一定条件下也可有类似效果。

三、头发与 pH 值的关系

头发本身是没有 pH 值的。它主要通过油脂腺分泌的油脂、头发分泌物和美发用品所含的酸碱化学物质等因素形成酸碱度。头发的 pH 值在 4.5 ～ 5.5 为最佳健康状态。

第三节　头发的生长周期与影响因素

一、头发的生长周期

头发的生长并不是连续不停的，而是周期性的。头发从毛囊内长出到脱落，大致分为三个阶段，即生长期、退化期和休止期。这三个阶段合称为毛周期，见图 3。

（一）生长期

此期开始时毛球下部细胞分裂活跃，毛球膨胀并向真皮深处生长；毛球上部细胞分化出现皮质、毛小皮；毛乳头增大，细胞分裂加快，数目增多。每根头发的生长期为 3 ~ 4 年，以每天生长 0.3 ~ 0.4mm 计算，3 ~ 4 年中每根头发可长到 50cm 左右。

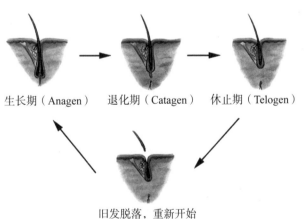

生长期（Anagen）　　退化期（Catagen）　　休止期（Telogen）

旧发脱落，重新开始

图 3　头发的生长周期

（二）退化期

进入退化期后毛发生长停止，形成杵状毛。它的下端是嗜酸性均质性物质，周围呈竹木棒状，内毛根鞘消失，外毛根鞘逐渐角化，毛根缩短，毛乳头留在原处，细胞数目减少，黑色素细胞没有活性。

（三）休止期

毛根继续向上缩短至立毛肌附着处。毛根的长度仅有生长期的 1/3 ～ 1/2，毛根呈白色，毛根鞘消失，毛发脱落。之后毛基质细胞再度活跃分裂，产生新的毛乳头，形成新的毛球，产生新发，意味着下一个毛周期的开始。

人类在正常状态下，毛发周期变化不是同步的，每根头发有自己独立的周期，即使是相互邻近的头发的毛周期也各不相同。因此，虽然每天可脱落 50 ～ 100 根头发，但却是分散发生的，故外观上没有明显的变化。人全部头发中的 80% ～ 90% 均处于生长期，处于退行期和休止期者仅占 10% ～ 15%。随着年龄的老化，如到了 30 岁以后，生长期的头发逐渐减少，而退化期和休止期的头发数量增多，男性更为明显。

二、影响头发生长的因素

头发是毛发中生长最快的，一般每日生长 0.27 ～ 0.4mm，每月平均生长 1.0 ～ 1.5cm，一年长 10 ～ 20cm。每根头发可以长 2 ～ 7 年。但是，头发不可能无限制地生长。一般情况下，头发长至 50 ～ 60cm 就会脱落再生新发。

头发的生长与脱落主要受头发本身的生长期控制，但也受其他因素如种族、遗传、内分泌、疾病、性别、季节等的影响。

1. 性别因素　女性的头发比男性长得快。

2. 种族因素　不同种族的人，头发的多少和生长情况有所差别。

3. 年龄因素　头发于 15 ～ 30 岁期间生长最快，老年人头发生长减慢，两性差异消失。头皮的毛囊数量随着年龄的增大而减少。

4. 遗传因素　同一家族中，头发的生长状况大体一致。

5. 季节因素　夏季生长较快，这是因为气温的升高，可促使代谢旺盛，导致头发生长加快的缘故。

6. 昼夜差异因素　白天生长较晚上快。

7. 与毛囊的关联因素　毛囊的粗细与遗传有关，与毛发生长速度成正比。头发的粗细还与种族有关。

8. 内分泌　雄激素可直接作用于头发的毛囊，导致男性脱发。雌激素具有对抗雄激素的作用，所以女性在绝经期之前很少出现严重脱发。甲状腺激素不足时头发稀少，肾上腺功能低时毛发减少，垂体前叶功能减退可致毛发全秃。

9. 营养因素　充足而均衡的营养可促进头发的生长；相反则会使头发出现某种缺陷。长期缺乏维生素 A 可致头发稀疏；缺乏维生素 B_2 可出现皮脂溢出增多，头发易脱落；维生素 B_6 缺乏可引起皮脂分泌异常，亦能影响色素代谢过程，故维生素 B_6 缺乏时毛发可变灰、生长不良；泛酸（维生素 B$_3$）缺乏时可使头发变白、生长不良；肌醇属于 B 族维生素，能防止头发脱落。

10. 精神因素 过度的紧张、恐惧、忧虑等，可使头发脱落的状况明显增多。

第四节 头发的生理功能

人类的进化是向着适应环境而利于生存的方向演变的。这个过程中体毛不断退化，但头发被完整地保留下来。头发的生理功能决定着头发存在的必要性。正因为头发具有不可替代性，才会在长久的进化中依然存在。以下将从几方面论述头发的生理功能。

一、头发的机械性保护作用

头发可以保护头皮和脑部，减少和避免外来的机械性（如打、砸）和化学性（如酸、碱等）损伤，缓冲对头部的伤害；阻止或减轻紫外线对头皮和头皮内组织器官的损伤；临床上，由于头发的存在，头皮不易直接接触外物，因而头皮的接触性皮炎比其他部位少见也可归功于头发的机械保护作用。

二、头发的防晒、御寒作用

日光中的紫外线照射可促进黑色素的生成和输送，并产生晒斑。晒斑可以遮挡和反射光线。因此，覆于头皮部含有黑色素的头发，具有一种屏障功能，可以保护深部组织免受辐射损伤，对减少日光中紫外线的过度照射有积极的作用。同时，头发可以帮助抵御寒冷，具有保暖和御寒作用。

三、头发的引流作用

淋雨或沐浴后，头发可把水分从皮肤上引流下来，加快皮肤的干燥。由于表面积的增加，水分可加速蒸发。

四、头发的体温调节作用

毛发中的毛髓质充满空气间隙，在一定程度上可阻止外界过热的侵袭。由于头发具有引流和增加表面积的作用，可加速汗液蒸发，从而调节体温。由于毛囊连着竖毛肌和皮脂腺，因此，当竖毛肌兴奋时，皮脂腺分泌皮脂到毛囊口，可调节体温，寒冷时，皮肤会马上起鸡皮疙瘩，使毛囊紧缩，防止体温散发。

五、头发的感觉作用

头皮是人体毛发最集中的部位。由于含有丰富的神经丛的毛乳头从头发的基部突入毛球内，毛囊对触觉极敏感，当外界环境对人体有所影响时，不管风吹雨淋，还是日晒火烤，头发都有所感觉，并发出信息传送到大脑，有助于提高头部的警觉性。

六、头发的排泄作用

头发也是一种排泄器官，能用自有方式把有害物质排出体外。人体内的有害物质，如重金属元素汞、非金属元素砷等可以通过头发排出体外。

七、其他功能

(一)鉴别作用

毛发和人体性征关系密切,毛发是作为第二性征的表型而存在的。同时,毛发里含有极其复杂的基因密码、生命信息,以及人体元素,可以通过检验毛发确定血型,鉴定DNA,对疾病的判断和法医鉴别身份亦有很大帮助。如头发微量元素在急性肾功能衰竭(ARF)和慢性肾功能衰竭(CRF)鉴别诊断方面有很大的临床价值,头发的微量元素也有助于良、恶性胃溃疡及胃癌的鉴别诊断。

(二)修饰作用

拥有一头浓密乌黑的头发,能为人们塑造出一种健康和活力的良好形象,产生美的享受,在社交工作中可以表现得神采奕奕。相反,头发邋遢、干枯等会影响正常的社会交往,给人一种不愉快的感觉。

参考文献

[1]魏保生,刘颖.脱发[M].北京:中国医药科技出版社,2015.

[2]刘世敏,于志清.脱发的中西医治疗[M].上海:中医药大

学出版社，2002.

　　[3]丰蕾，江丽，李姗飞，等.基于毛干蛋白质组的族群推断技术的建立与验证[J].生物化学与生物物理进展，2019，46（1）：81-88.

　　[4]陈军生，许德清.毛发学[M].北京：北京科学技术出版社，2004.

　　[5]张君坦，郑霄阳，林忠豪.头发养护与脱发防治160问[M].人民军医出版社，2018：16-18.

　　[6]黄家林.头发中微量元素研究进展综述[J].安徽预防医学杂志，2007，13（1）：41-43.

　　[7]李羊，丁亦青，李春健，等.儿童头发中锌含量与锌缺乏症状关系的探讨[J].交通医学，1997，11（4）：444-445.

　　[8]吕德鹏.精神分裂症患者头发锌、铁、铜、锰的测定与中医证型关系的探讨[J].广州医药，1996，27（5）：52-54.

　　[9]Druyan M E, Bass D, Puchyr R, et al. Determination of reference ranges for elements in human scalp hair[J]. Biological trace element research, 1998, 62（3）:183-197.

　　[10]骆如欣.人发中34种无机元素的分析及其应用研究[D].苏州：苏州大学，2013.

　　[11]张君坦，郑霄阳，林忠豪.头发养护与脱发防治160问[M].北京：人民军医出版社，2008.

　　[12]程朝晖，谢英彪.谁动了我的头发[M].郑州：中原农民出版社，2010.

　　[13]毕佩瑛，徐晓，朱祖明，等.胃癌与胃溃疡病人头发微量元素分析[J].苏州医学院学报，1989，9（4）：291-292.

［14］庞东彦. 头发微量元素测定在鉴别急慢性肾功能衰竭中的临床价值［J］. 右江医学，2008，36（4）：159-160.

［15］朱小春，陈晓东，吕建新. 头发肌酐测定在鉴别急性和慢性肾功能衰竭的临床价值［J］. 中华内科杂志，1999，38（4）：187-189.

第二章

脱发的分类及病因

每个人每天都存在脱发现象。脱发是否是一种疾病，要视情况而定。如果每天脱发在 100 根以内，基本上可以说是正常现象，因为这是头发的自我更新及生长的过程。脱发有生理性脱发和病理性脱发，下文将对脱发的常见类型及发病原因进行阐述分析。

第一节　生理性脱发

生理性脱发是指在正常的新陈代谢状态下的头发脱落，包括自然脱发、婴儿脱发、产后脱发和老年脱发四种情况。

一、自然脱发

一生中，头发是不断地生长、脱落和再生的。一般来说，每日自然脱落的头发数目为 50 ～ 100 根，这种每日头发的更新脱发为自然现象。

二、婴儿脱发

1 岁内婴儿头部的毛发生长有一个很大的特点，即头发均以同一速度生长。因此，婴儿头发脱落显得特别明显。当婴儿2～3个月时，颈后部的第一批毛发会自然脱落，这种情况多数是由于头发受摩擦所致，接着，其他部位的头发也先后更换。

三、产后脱发

产后脱发一般发生在产后2～7个月，约有45%的产妇发生。脱发形式与男性秃发相似，即从发际线及太阳穴开始，整个头皮毛发逐渐变稀疏。其原因是婴儿出生后，产妇体内雌激素分泌减少，激素平衡重新调整，人体内环境不稳定所引起。

四、老年脱发

中年以后，由于毛发根部的血运和细胞代谢减退，新生的毛发数量日渐减少，休止期的毛发数量逐步增加，头发逐渐稀疏减少、色素脱失。

第二节 病理性脱发

目前临床主要常见的病理性脱发类型为雄激素性脱发（AGA）、斑秃、产后脱发、内分泌性脱发、营养障碍性脱发（营养性、肥胖性）、精神性脱发、化学性脱发、物理性脱发、症状性脱发、感染性脱发、药物性脱发、瘢痕性脱发。下面将对不同类型的脱发的临床表现、病理生理检查特征、病因病机进行总结概括。

一、雄激素源性秃发

雄激素源性秃发，又叫脂溢性脱发、男性型脱发，中医则称其为"发蛀脱发"或"蛀发癣"。20～30岁的青年男性好发本病，好发位置一般在头顶及前额两侧，为头皮毛发逐渐转变为毳毛的渐进性过程。脂溢性脱发的临床表现为肉眼可见的头发密度渐进性减少。脱发速度和范围因人而异，有的仅轻度秃发，时好时坏，或可持续多年不变；有的可在短短几年就达到老年秃发的程度。本病一般在30岁左右病情进展最快，但仅头发受累，胡须及其他毛发不受侵犯。患本病的女性患者临床表现较轻，很多都表现为头顶部出现毛发减少并发质细软，但并不表现出发际线上移。

脂溢性脱发容易发现，但治疗较难。因其发病部位特殊，经久难愈，给患者带来了较大的困扰，故对脂溢性脱发的临床研究已经成为现代医学界的热点问题。近年来，随着人们生活、工作中各方面的压力不断增大、环境不断恶化以及日常生活习惯紊乱等因素，人体自身的调节机制失调，脱发的人群逐年增多，在皮肤科门诊所占处置患者的比例日益增大，脂溢性脱发作为皮肤科的一种常见病，也属于难治病的一种。脂溢性脱发的发病原因及发病机理都比较复杂，至今尚未完全清楚。目前认为脂溢性脱发是一种多因素协同作用导致的疾病。有研究认为本病的发病多与遗传、饮食、生活习惯等因素有关，在临床治疗上还处于研究的初步阶段。

（一）临床表现

AGA临床多见于20～30岁人群，好发部位为两侧额颞角以及头顶部。本病往往先于额颞角及前顶部发生头发稀疏变细乃至脱落，导致前额发际线升高，脱发继续进行，前额发际变高，进而与顶部秃发区融合成片，最终只有两侧颞部与枕后部有头发保留。脱发处皮肤往往光滑、油腻、感染或发炎，可见纤细毳毛，直到毛囊消失，新发不再生长。临床多表现为头发油腻、多屑，伴有明显的瘙痒感，患者常出现头皮瘙痒、头皮屑、皮脂溢出等症状。

值得注意的是，雄激素性脱发男性与女性临床表现略有不同。在男性主要表现为前额发际后移和头顶部毛发进行性减少和变细；在女性表现为头顶部毛发进行性减少和变细，少部分表现为弥漫性头发变稀，发际线并不后移。

（二）病理生理

1. 毛囊单位毳毛化 既往研究表明，在AGA的发病过程中具有毛发的生长期缩短和休止期延长的现象，最终使毛囊形态萎缩，失去再生毛发的能力。正常毛囊生长周期包括生长期、退化期以及休止期，周期分别为2～6年、2～3周和12周。时间最长的生长期决定毛发的长短。毛发生长期的缩短同时会导致毛囊单位内生长期、休止期毛囊的比例由一般的12：1下降到5：1，甚至更低。通过对比AGA不同部位与正常人群枕后部毛囊单位的结构，发现脱发区的大部分毛囊毳毛化。因此，脱发部位会表现出毛囊逐渐缩小，毛发数目减少，同时正常头发逐渐被细的毳毛所替代，最终毳毛也脱落致使秃发面积逐渐扩大。男性型和女性型雄激素性秃发的病理改变相似。

2. 皮下血供的减少　有研究表明，镜下正常人头皮的皮下血流丰富，可比其他部位的皮下血流量高出 10 倍之多。通过对患早期 AGA 的男性头皮与同龄正常男性头皮的比较发现，AGA 患者秃发部的皮下血流量比正常组少 1/2，有研究报道这个数字接近于 1/3。

3. 皮脂腺、立毛肌的增大　皮脂腺是由腺泡与短的导管构成的全浆分泌腺。皮脂腺导管开口于毛囊，有滋润皮肤和毛发、防止皮肤干燥的作用。立毛肌是与毛囊有关的一种平滑肌，又名"竖毛肌"，是由纤细的梭形肌纤维束所构成，其一端起自真皮的乳头层，另一端插入毛囊中部侧面的结缔组织鞘内，与皮面形成钝角。因此，当立毛肌收缩时，可使毛发在皮面上直立。皮脂腺大多位于毛囊和立毛肌之间。2014 年，Kim 等对 AGA 病人不同部位（额部、顶部、枕部）的头皮进行组织学结构差异分析发现，前额脱发区的毛囊附属器皮脂腺与立毛肌显著增大，枕后部毛囊附属器大小正常，而顶部交界处皮脂腺大小在两者之间。

4. 毛囊干细胞的损失或增殖受损　研究发现，在男性脱发症患者的脱发区毛囊的毛囊干细胞数量减少。近年来还发现，AGA 患者脱发区和脱发过渡区的毛囊干细胞增殖率要明显低于枕后部毛囊。

（三）病因学研究

AGA 对患者外观影响较大，容易发现，但是治疗较难，病程较长，目前发病人群日益增加。因此，广大医学工作者对 AGA 的观察和研究愈加重视。但是目前与雄激素性脱发相关的机制尚不明确，下将就目前的相关研究理论进展总结如下。

1. AGA 与遗传因素 既往研究认为，遗传因素是造成男性脱发主要的发病原因。已有研究证明男性脱发是常染色体的显性遗传病。20 世纪 40 年代，汉密尔顿首次指出男性脱发与遗传之间存在某种必然的联系。随后，有研究发现患有男性脱发症的患者及其儿子与同年龄段的健康人群相比，头皮中毛囊局部的睾酮与双氢睾酮比例均较高。据报道，70% 以上的 AGA 患者都存在家族遗传病史。

2. AGA 与雄激素及其受体 近年来，随着分子生物学发展不断进步，AGA 发病机理研究逐渐深入，雄激素及雄激素受体可能导致 AGA 发生的理论越发成熟。既往研究发现，雄激素是促进毛发生长的主要调节因子，是男性维持第二性征的主要因素，可促进胡须处毛乳头细胞分泌促毛发生长因子，处于青春期前的胡须在雄激素和丰富的雄激素受体的共同作用下生长成终毛。但是对于雄激素易感的患者，大量的雄激素被代谢生成睾酮和双氢睾酮，与雄激素受体结合，使头皮的毛囊逐渐缩小，终毛逐渐转变成毳毛，从而形成脱发。因此，报道认为毛囊局部双氢睾酮增加或雄激素受体数量的增加均可能导致男性脱发。已有实验证实大部分

AGA 患者血中雄激素水平并未升高，同时毛囊移植试验表明，将枕部毛囊移植到头顶部仍出现 AGA 的特点，而额顶部的头发移植到前臂后仍然与额顶部毛囊同步发生脱发，说明这种维持其原生长部位特征趋势的主要原因是毛囊局部雄激素受体敏感性的差异所致。目前公认的 AGA 小鼠动物模型也是背部平行脊柱注射丙酸睾酮，造成小鼠体内雄激素含量升高，造成脱毛。

3. AGA 与 Ⅱ 型 5α‐ 还原酶　5α‐ 还原酶主要存在于性腺组织和头皮的毛囊中，在头发毛囊局部的雄激素代谢中发挥重要作用。由于双氢睾酮与雄激素受体的亲和力较睾酮强 5 倍以上，头皮中的 5α‐ 还原酶将睾酮转变成双氢睾酮，无疑增加了雄激素‐ 受体复合物的生成。当睾酮和双氢睾酮与之结合发生复杂的酶促反应时，磷酸化和受体巯基还原作用产生了雄激素‐ 受体复合物，并进入到细胞核中的结合位点，从而刺激或改变介导毛发生长的内过程，使毛囊的生长期缩短、毛囊直径变小。确有证据表明，AGA 患者的局部毛囊中存在 5α‐ 还原酶活性的异常激活，促进脱发区局部睾酮生成双氢睾酮的数量增加从而导致脱发的发生。目前临床广泛应用的非那雄胺及度他雄胺都是 5α‐ 还原酶抑制剂。

4. AGA 与蛋白酶 nexin‐ Ⅰ　蛋白酶 nexin‐ Ⅰ 在细胞的生长、分化、死亡过程中可通过调节水解蛋白的活性发挥重要作用。有研究显示，蛋白酶 nexin‐ Ⅰ 促进头发生长主要是通过升高水解蛋白的水平和提高真皮乳头细胞的活性。另外，有报道称双氢睾酮可降解蛋白酶 nexin‐ Ⅰ。因此，在雄激素介导下，蛋白酶 nexin‐ Ⅰ 水平的降低可能与男性脱发的进展有关。

5. AGA 与细胞因子、生长因子　研究证实，毛囊隆突处和毛球部均会产生和存在多种生长因子和细胞因子，毛囊的生长发育和周期与这些因子都具有一定的相关性，可促进或抑制毛发生长。其中，生理浓度下的胰岛素样生长因子 –1（IGF–1）可刺激体外毛发的生长，延缓毛囊进入退行期，有促进毳毛向终毛生长等作用。干细胞生长因子（HGF）和血管内皮生长因子（VEGF）均由毛乳头分泌，在体外培养观察中发现其对毛囊生长起促进作用，可在脱发疾病的毛囊中发现 VEGF 的表达减弱或消失，斑秃也有此现象。其他对毛发生长有作用的因子还包括表皮细胞生长因子（EGF）、转化生长因子（TGF）、角化细胞生长因子（KGF）、胰岛素样生长因子（IGF）等，它们及其受体异常也可能导致脱发。

6. AGA 与干细胞表达异常　毛囊干细胞位于毛囊外根鞘隆突部位，正常的毛发生长由皮肤中的毛囊干细胞所驱动，伴随着这些干细胞在激活与静止状态之间的来回切换而呈现出生长—退行—休止的周期性循环。正常情况下干细胞的数量基本保持恒定。但在病理情况下，如脱发症、红斑狼疮、皮肤扁平苔藓等疾病条件下，毛囊隆突部位及其微环境可能遭到破坏，隆突干细胞的数量和分裂增殖活性都有可能发生改变而引起脱发。研究表明，AGA 脱发区毛囊干细胞或母细胞的损失导致毛囊逐渐毳毛化。2007 年，邢书亮等研究提出男性脱发症患者的脱发区毛囊的毛囊干细胞数量减少。2012 年，董佳辉等研究发现 AGA 患者脱发区和脱发过渡区的毛囊干细胞增殖率要明显低于 AGA 患者非脱发区枕部毛囊和正常对照组的毛囊干细胞增殖率，而毛囊脱发区与过渡区的毛囊无明显差异，说明 AGA 患者脱发表型与毛囊干细胞增殖活性受到一定抑制，二者存在着某种相关性。

7. AGA 与皮脂腺　组织学结构分析中发现脱发区毛囊的皮脂腺较正常人群明显肥大，且临床观察可见脱发区油脂分泌过剩。因此，皮脂腺增大与脱发的发生存在一定的关系。

8. AGA 与立毛肌　2015 年，Rodney Sinclair 等首次提出 AGA 与立毛肌相关的新理论。他们认为在雄性激素脱发中，毛囊毳毛化首先发生在二级毛囊而不是初级毛囊，这将导致头发密度的减少，只有当头皮内的所有毛囊均发生毳毛化才会产生秃顶，伴随着毛囊的小型化，肌肉开始只是失去对次级毛囊的附着，当初级毛囊最终发生毳毛化并失去肌肉附着，脱发进入不可逆转的阶段。

9. AGA 与其他原因　近来研究还发现，内分泌状况、局部炎症、某些疾病（如良性前列腺增生）等均与男性脱发有一定联系。随着研究的不断深入，科学工作者逐渐认识到人类对 AGA 的了解尚有局限性，其发病机制仍不明确。

二、斑秃

斑秃是临床上常见的一种骤然发生的非瘢痕性的局限性的脱发性皮肤病，占所有脱发患者的 25%，全身任何长毛部位均可发生，头皮是累及的主要区域，约占 90%。其脱发区呈圆形或类圆形或不规则形，边界清楚，数目不等，大小不一；脱发区皮肤表面光滑，略有光泽，无自觉症状。斑秃可发生于任何年龄，临床上以儿童和中青年发病较多见，无明显性别差异。此病病程常达数月，甚至可持续数年，多数患者不能自行缓解，且治愈后易复发。本病亦可自愈，但常可复发，病程可持续数月或更久。恢复期的新发纤细、柔软、灰白色，逐渐粗黑，最后恢复正常。

（一）临床表现

脱发区境界明显，病损可为一处或多处，也可相互融合成大面积脱落，脱发区皮肤光滑；病变区周围毛发松动易拔掉，病变区毛发为梭状或惊叹号状。根据全身脱发的面积，斑秃可分为全秃及普秃。全秃，头发全部脱落，头皮光滑或残留少量断发，一般发病迅速。普秃，头发、眉毛、胡须、腋毛、汗毛大部分脱落。全秃、普秃囊括在斑秃病名之内，其病因病机完全相同，两者只有程度的不同，没有本质的区别。根据严重程度，斑秃大致又可以分为三度：①轻度：即病史时间不长，且脱发区在五小片以内（最大一片的面积不超过 3cm×3cm）。②中度：即病史时间较长，且脱发区在十片以内（最大一片的面积不超过 5cm×5cm）。③重度：即病史较长，脱发面积超过头部皮肤总面积的 2/3，或短期内头发大面积脱落，且病情较为严重，眉毛、眼睫毛、体毛均有不同程度脱落。目前认为，斑秃的病因可能与由神经精神因素引起的毛发生长的暂时性抑制、内分泌障碍、免疫功能失调、感染或其他内脏疾患相关。

（二）病理生理

组织学上，斑秃的特征性表现是生长期毛囊周围淋巴细胞为主的炎症细胞浸润。与原发性瘢痕性脱发不同，炎症主要发生在毛囊下部，以毛球部为中心。炎症细胞以T淋巴细胞为主，毛囊内浸润的主要是$CD8^+T$细胞，而毛囊外浸润的主要是$CD4^+T$细胞。斑秃的发生需要$CD8^+T$和$CD4^+T$细胞的协同作用。

（三）病因病机

斑秃病因复杂多样，病程较长，迁延难愈，易于复发。国内外学者虽对其进行了深入研究，但其发病机制还不是十分明确。目前认为，自身免疫因素、遗传因素和神经精神因素等是斑秃患者常见的致病因素。西医对斑秃的发病机制尚未有完全阐释，多数学者倾向于认为斑秃是在遗传易感性基础上以生长期毛囊为靶器官的以Th1型反应为主导的T细胞介导的器官特异性自身免疫性疾病。

1. 遗传因素　章星琪认为斑秃患者上级亲属的斑秃患病率明显比正常人升高。有研究对205名秃发儿童进行调查，有阳性家族史的患儿占51.6%。近年来斑秃的遗传学研究已得到长足的发展，周婧等发现HLA-Nexin-Ⅰ、HLA-Ⅱ、HLA-Ⅲ基因区与斑秃联系密切，尤其HLA-DR4、5、6及DQ3的Ⅱ类基因、Ⅲ类基因中的TNF-α、Notch4基因多态性与斑秃的发病关系更为密切。

2. 免疫因素　葛晓翔发现斑秃患者常伴有肾上腺功能减

退、糖尿病、自身免疫性溶血性贫血等自身免疫性疾病，因此，斑秃的发生可能与自身免疫有着密切的关系。毛囊免疫豁免机制被破坏是发生斑秃的关键，随之相继发生炎症细胞浸润，细胞因子释放，细胞毒性 T 细胞产生作用，最后导致毛囊的破坏和毛发脱落。在斑秃患者中 Th1 和 Th17 细胞因子分泌增加，如 IL-2、IL-12、IFN-γ、TNF-α、IL-1、IL-6、IL-13、IL-17、IL-21 和 IL-22 是升高的。这些因子形成了活动性斑秃的炎症环境特征。其中细胞因子 IL-17 也同时参与了多种自身免疫性炎症性疾病的发病。Zhang 等研究显示，Th1 型细胞因子于 AGA 病情活动时表达增加，而 Th2 型细胞因子则可能与 AGA 的持续相关。

3. 精神因素 和其他自身免疫疾病相似，众多环境因素和斑秃的发病相关，包括精神和身体压力、感染和疫苗接种等。斑秃可由心理应激触发。心理应激可影响天然或获得性皮肤免疫应答。慢性应激可以促使活化的淋巴细胞向 Th17 应答转换。房秀萍等认为精神心理因素可影响中枢神经系统的功能，通过神经内分泌免疫机制影响毛囊的分子结构组成，继而引发脱发。谭凤明认为患有焦虑、抑郁等各种自主神经系统症状的患者，在强烈的外界刺激下，如用脑过度、精神刺激、悲伤或惊恐等，会引起神经内分泌系统功能紊乱。同时，焦躁、抑郁等不良的情绪可以通过神经内分泌机制、神经免疫学机制影响人体的免疫能力，使 $CD4^+/CD8^+$ 比值下降，减少 NK 细胞的数量，降低 T 细胞和单核细胞的活性，导致细胞免疫功能低下，影响毛囊的分子组成结构，诱发局部免疫反应，使毛囊周围大量淋巴细胞浸润，致使毛囊生长期营养匮乏，使退行期提前，导致斑秃的发生。

综上，伴随着科学技术水平的不断进步，现代医家对斑秃的发病机制的认识也在不断拓展。在遗传因素、自身免疫因素和神经精神因素等因素基础上，发现斑秃的发生与身体内的微量元素、细胞因子、血流变、骨密度等因素也有一定的相关性，这为日后攻破斑秃这一难题提供了参考价值。

三、产后脱发

产后脱发是指女性生产后 7 个月内出现的生理性超常脱发现象，约有 45% 的产妇罹患本病。其原因是婴儿出生后，产妇体内雌激素分泌减少，激素平衡需重新调整。

（一）临床表现

头发成散发性脱落，每日脱发平均总数超过 100 根，其余症状不明显，中医门诊中部分病人伴有血虚、血瘀症状。广州空军医院植发治疗中心专家认为，女性产后脱发现象实属一种生理现象，它与产妇的生理变化、精神因素及生活方式有一定的关系，一般在产后半年左右就会自行停止，所以不要过分紧张。但是，值得注意的是，如若出现半年以上的脱发，请进行医学诊断及咨询。

（二）病因病机

妊娠期间，特别是妊娠后期（指最后 3 个月），因受脑垂体和高水平雌激素的干扰，毛囊处于休眠期，头发从生长期到休止期的转换率明显延缓，此时正常应该进入休止期的头发并不进入休止期，原本应该脱落的头发并没有发生脱落，使得生长期的头发越来越多，以致产后进入休止期的毛发数量剧增。导致分娩后数月内，这些头发相继脱落，出现大量的脱发。专家表示，产后脱发现象实属一种生理现象，临床上，产后脱发一般不会形成弥漫性脱发，脱发的部位大多在头部前 1/3 处。随着分娩后机体内分泌水平的逐渐恢复，脱发现象会自行停止，一般在 6 个月左右即可恢复。一些研究表明，长发的新妈妈更容易有此类脱发，而且更为明显些。

分娩前后，新妈妈角色的转换，过分关注孩子的一举一动，情绪的不稳定和睡眠的高度不充足，再加上大量的脱发，使部分产妇惊惶不安，而巨大的精神压力又加剧了产后脱发，造成恶性循环，形成精神性病理性脱发。因此，产妇在产后，要有稳定的情绪、喜悦的心情、良好的睡眠、和睦的家庭环境，尽量充分调动男人的主动性，防止神经血管功能紊乱而导致头皮供血不足。产后不要不洗头发，但在洗头发时应该注意水温、室温，加强对头发的护理。当出现神经衰弱时，可服用谷维素、维生素 B_1 等；体质虚弱、气血不足时，可服用当归丸或者阿胶等补气血的中药。

四、内分泌性脱发

由于内分泌腺体机能异常而造成体内激素失调而导致的脱发称为内分泌失调性脱发。更年期、口服避孕药等情况，在一定时期内会造成雌激素不足而脱发，甲状腺功能低下或者亢进、垂体功能减退、甲状旁腺功能减退、肾上腺肿瘤、肢端肥大症晚期等，均可导致头发的脱落。例如，垂体功能出现问题后，生长激素、黄体生成素、促甲状腺激素、ACTH减少或缺乏，早期表现为体毛和腋毛减少、胡须稀疏，女性阴毛全部脱失，有时男性阴毛也脱失，头发细而干枯，眉毛之外的体毛1/3脱失。垂体性侏儒症中，性征毛发脱失，补充生长激素及睾酮可恢复。

五、营养障碍性脱发

营养性脱发一般是由某些主食和水果蔬菜摄入不足造成的。历代养生家一直提倡健康的饮食需要"五谷为养，五果为助"，也就是说人体每天必须摄入一定量的主食和水果蔬菜。然而，最近的一份调查表明，现代城市人的主食消费量越来越少，已有不足之势，这给健康带来了一定的隐患。目前，现代人为追求体型，明显主食摄入不足，容易导致气血亏虚、肾气不足，老年人由于体内气血不足、肾精亏虚，常出现脱发的现象，这是人体生、长、壮、老的客观规律。所以说，年轻人脱发不仅影响整体形象，还可能是体内肾虚、血虚的一个信号，而这些问题与主食摄入不足有密切关系。很多人经常在吃正餐的时候只顾喝酒、吃菜，忘记或故意不吃主食，这很容易因营养不均衡而使肾气受损。此外，主食吃得少了，吃肉必然增多，研究表明，肉食摄入过多也是引起营养性脱发的重要因素之一。

西医认为，正常情况下，人体头发毛乳头内有丰富的血管，为毛乳头、毛球部提供充足的营养。当营养供应在毛乳头、毛球部发生障碍，或虽然营养供应无障碍但因某种因素具有细胞能量作用的 ATP 制造受阻，作为能量源的 ATP 无法生成，无法进行毛发的蛋白合成，毛母细胞失去活力，毛发髓质、皮质部分的营养减少，开始角质化，毛囊开始萎缩或者坏死，头发大量进入休止期，头发就会大量脱落。

六、精神性脱发

精神性脱发是因精神压力太大而导致的脱发。因精神压力太大，人体立毛肌收缩，头发直立，头皮组织肌肉层收缩引起充血，血流不畅，并使为毛囊输送养分的毛细血管收缩，造成局部血液循环障碍，由此造成头发生态改变和营养不良，降低头发生存的环境质量，从而导致脱发。精神性脱发是暂时性脱发，经过改善精神状况，减轻精神压力，一般都可自愈。

七、物理性脱发

物理性脱发指局部摩擦刺激性脱发等机械性脱发、灼伤脱发和放射性损伤脱发等。机械性脱发可由一些特殊的发式造成头发的折断或脱落，如女性的辫子、发髻等发式，男性的分头发式等。头发需保持一定程度的自然蓬松度及对压力保持适当的弹性，如果直接受到拉力，比如京剧演员及女运动员，为演出和比赛，常把头发往后拉，并用丝带或橡皮筋紧紧扎起来，就容易造成前额头发折断脱落，发际线后退。日光中的紫外线过度照射，经常使用热吹风，头发也容易变稀少。放射性损伤临床上划分为四度，均可引起头发脱落。

八、化学性脱发

长发是女性的魅力所在，各种发型对女性整体形象的影响很重要。烫发剂、洁发剂、染发剂等美发化妆品也是引起脱发的常见原因。近几年来，妇女头发变稀疏的发生率不断增多，可能与滥用洁发剂有关。

九、症状性脱发

所谓症状性脱发就是病理性脱发，如贫血、肝脏病、肾脏病、营养不良、系统性红斑狼疮、干燥综合征、黑棘皮病，以及发热性疾病如肠伤寒、肺炎、脑膜炎、流行性感冒等往往可导致脱发，造成头发稀疏。这种脱发就叫症状性脱发。

十、感染性脱发

由于真菌感染、寄生虫、病毒及化脓性皮肤病等因素而造成的脱发称为感染性脱发。头部水痘、带状疱疹病毒、人类免疫缺陷病毒（HIV）、麻风杆菌、结核杆菌、梅毒苍白螺旋体，以及各种真菌引起的头癣均可引起脱发；局部皮肤病变，如溢脂性皮炎、扁平苔藓、感染霉菌或寄生虫等也会造成脱发。其中化脓性毛囊炎脱发就是由于细菌侵犯头皮毛囊形成炎症，继而扩大为脓肿，影响到脓肿部及周围头皮毛囊的生长环境，使局部头发脱落。临床多表现为头皮发现1cm×1cm左右的高出皮肤的软性疱块，甚至流脓，有些疱块上的头发脱落。

十一、药物性脱发

因药物引起的脱发，头发绝大多数是可以再生的。许多药物尤其是化疗药物会杀死癌细胞以及任何快速分裂的细胞，其中就包括处于生长期的发根细胞。化疗药物可致约九成的头发脱落。抗微生物药物有甲砜霉素、环丙沙星、林可霉素、利福平、头孢唑啉等；作用于消化系统的药物有奥美拉唑、雷尼替丁、西咪替丁等；化疗药物有环磷酰胺、紫衫醇、氟尿嘧啶、柔红霉素、顺铂、阿糖胞苷、鬼臼毒素。人体化疗后，脱发大约出现在开始化疗的 2～4 周，而毛发的再生出现在化疗结束后 3～6 个月。

十二、瘢痕性脱发

瘢痕性脱发包括物理因素性脱发，如放射线、烧伤、冷冻、外伤等；化学因素性脱发，如强酸、强碱等；慢性疾病性脱发，如红斑性狼疮、扁平苔藓、结节病、硬皮病、瘢痕疙瘩等；肿瘤及基底细胞癌、皮脂腺痣等。

参考文献

［1］Bergfeld W F. Etiology and diagnosis of androgenetic alopecia［J］. Clin Dermatol, 1998, 6（4）: 102.

［2］Nina Otberg, Andreas M F, Jerry Shapiro. Androgenetic Alopecia ［J］. Endocrinology & Metabolism Clinics of North America, 2007, 36（2）:

379-398.

[3] Kim J N, Lee J Y, Shin K J, et al. Morphological and morphometric study of the androgenetic alopecic scalp using two- and three- dimensional analysis comparing regional differences [J]. Br J Dermatol, 2014, 170（6）: 1313-1318.

[4] Gan D C, Sinclair R D. Prevalence of male and female pattern hair loss in Maryborough[J]. J Investing Dermatol Symp Proc, 2005,（10）: 184-189.

[5]程建玉,陈学荣.雄激素源性脱发[J].医疗装备,2004,17(2): 26-28.

[6] Sasson M, Shupack J L, Stiller M J. Status of medical treatment for androgenetic alopecia [J]. Int J Dermatol, 1993, 32（10）: 701.

[7] Choi M H, Yoo Y S, Chung B C. Biochemical roles of testosterone and epitestosterone to 5 alpha-reductase as indicators of male-pattern baldness [J]. J Invest Dermatol, 2001, 116（1）: 57.

[8] Winiarska A, Mandt N, Kamp H, et al. Effect of 5 alpha-dihydrotestosterone and testosterone on apoptosis in human dermal papilla cells [J]. Skin Pharmacol Physiol, 2006, 19（6）: 311-321.

[9] Cheung-Flynn J, Prapapanich V, Cox M B, et al. Physiological role for the cochaperone FKB P52 in androgen receptor signaling [J]. Mol Endocrinol, 2005, 19（6）: 1654-1666.

[10] Bingham K D, Shaw D A. The metabolism of testosterone by human male scalp skin [J]. J Endocrinol, 1973,（S7）: 111-121.

[11]李盛,黄茜,陈敏.雄激素性脱发的发病机制与激光治疗[J].激光生物学报, 2016, 25(2): 107-111.

［12］Singh S M, Gauthier S, Labrie F. Androgen receptor antagonists（antiandrogens）: structure activity relationships［J］. Curr Meb Chem, 2000, 7（2）: 211.

［13］中华医学会皮肤性病学分会毛发学组. 中国雄激素性秃发诊疗指南［J］. 临床皮肤科杂志, 2014, 43（3）: 182-186.

［14］Sonoda T, Asada Y, Kurata S, et al. The mRNA for protease nexin-1 is expressed in human dermal papilla cells and its level is affected by androgen［J］. The Journal of Investigative Dermatology, 1999, 113（3）: 308-313.

［15］Messenger A G. The control of hair growth: an overview［J］. The Journal of investigative dermatology, 1993, 101（1 Suppl）: 4S-9S.

［16］孙建林, 吕新翔. 雄激素性脱发的发病机制与治疗进展［J］. 内蒙古医科大学学报, 2020, 42（1）: 106-108, 112.

［17］Garza L A, Yang C C, Zhao T L, et al. Bald scalp in men with androgenetic alopecia retains hair follicle stem cells but lacks CD200-rich and CD34-positive hair follicle progenitor cells［J］. J Clin Invest, 2011,（121）: 613-622.

［18］Giangreco A, Qin M, Pintar J E, et al. Epidermal stem cells are retained in vivo throughout skin aging［J］. Aging Cell, 2008,（7）: 250-259.

［19］董佳辉, 万苗坚, 冯智英, 等. 男性雄激素源性脱发患者毛囊干细胞增殖和凋亡的初步研究［J］. 中国美容医学, 2012, 3（21）: 403-405.

［20］Rodney Sinclair, Niloufar Torkamani, Leslie Jones. Androgenetic alopecia: new insights into the pathogenesis and mechanism of hair loss［J］.

F1000 Research, 2015, 4（F1000 Faculty Rev）: 585.

［21］Bhat Y J, Latif I, Latif I, Malik R, et al. Vitamin D level in alopecia areata［J］. Indian J Dermatol, 2017,（62）: 407-410.

［22］杨淑霞. 斑秃发病机制的研究进展［J］. 中国医学文摘（皮肤科学），2016，33（4）: 465-470，7.

［23］章星琪. 斑秃发病机理探讨［J］. 皮肤性病诊疗学志，2015，22（2）: 144-147.

［24］周婧, 栗玉珍, 于淞. 斑秃的发生与 HLA 基因的关联性［J］. 国外医学・遗传学分册，2005（3）: 165-167，190.

［25］葛晓翔. 斑秃病因研究及其病理学变化［J］. 山西职工医学院学报，2009，19（1）: 82-83.

［26］Onishi R M, Gaffen S L. Interleukin-17 and its target genes: mechanisms of interleukin-17 function in disease［J］. Immunology, 2010, 129（4）: 311-321.

［27］Van den Berg W B, McInnes I B. Th17 cells and IL-17a-focus on immunopathogenesis and immunotherapeutics［J］. Semin Arthritis Rheum, 2013, 43（2）: 158-170.

［28］El-Morsy E H, Eid A A, Ghoneim H, et al. Serum level of interleukin-17A in patient with alopecia areata and its relationship to age［J］. Int J Dermatol, 2016, 55（8）: 869-874.

［29］Segal B M, Constantinescu C S, Raychaudhuri A, et al. Repeated subcutaneous injections of IL12/23 p40 neutralising antibody ustekinumab in patients with relapsing remitting multiple sclerosis: a phase Ⅱ, double blind, placebo controlled, randomized, dose-ranging study［J］. Lancet Neurol, 2008, 7（9）: 796-804.

［30］Baghestani S, Zare S, Seddigh S H. Severity of depression and anxiety in patients with alopecia areata in Bander Abbas: Iran［J］. Dermatol Reports, 2015, 7（3）: 6063.

［31］Harpaz I, Abutbul S, Nemirovsky A, et al. Chronic exposure to stress predisposes to higher autoimmune susceptibility in C57BL/6 mice: glucocorticoids as a doubleedged sword［J］. Eur J Immunol, 2013, 43（10）: 758-769.

［32］房秀萍.成年斑秃的流行病学研究［A］.中华医学会、中华医学会皮肤性病学分会.中华医学会第十八次全国皮肤性病学术年会论文汇编［C］.北京:中华医学会，2012: 771.

［33］谭凤明,程喜平,余金龙.斑秃与精神心理因素关系的探讨［J］.皮肤性病诊疗学杂志，2011，18（3）: 168-170.

［34］朱文元.毛发疾病［M］.南京:东南大学出版社，2004.

［35］Zhang X Q, Yu M, Yu W, et al. Development of alopecia areata is associated with higher central and peripheral hypothalamic-pituitary-adrenal tone in the skin graft induced C3H /HeJ mouse model［J］. J Invest Dermatol, 2009, 129（6）: 1527-1538.

［36］于晓，李丽，刘建秀.2甲砜霉素致脱发1例报告［J］.中国乡村医药杂志，2005，12（7）: 29.

［37］黄思远，刘晓翠.环丙沙星注射液致脱发2例［J］.药物不良反应杂志，1999，（3）: 190-191.

［38］傅伟强,游远琴.静脉滴注林可霉素致脱发1例［J］.新医学，2003，34（1）: 19.

［39］张佩洁.利福平致脱发二例［J］.中华结核和呼吸杂志，1997，20（2）: 126.

［40］王艳军，李兰庆，闫俊丽.先锋9号肌肉注射致小儿普秃1例［J］.河北医药，1998，20（1）：63.

［41］钱玉明.奥美拉唑引起严重脱发1例［J］.新药与临床，1994，13（5）：312.

［42］杨贤俊，丁兆平.雷尼替丁致脱发1例［J］.药学实践杂志，1995，13（5）：320.

［43］李晓军，杨波.口服甲氰咪胍致脱发1例报告［J］.吉林医学，1995，16（3）：1739.

［44］邵彬，王宽宇.化疗脱发的研究现状［J］.牡丹江医学院学报，2010，31（5）：71-73.

第三章
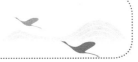

临床诊断及常规治疗

第一节　临床常见脱发分型

目前临床判断脱发的严重程度多根据雄激素性脱发（AGA）分型判别，根据性别、种族、病情严重程度等可表现为不同的脱发模式，相应的制定了多种分类方法描述秃发部位。分类方法有多种，这些方法经过了半个多世纪的反复改进和完善，见证了人类认识脱发的过程。

一、Hamilton-Norwood 分类法

Hamilton-Norwood 分类法适用于男性型脱发模式。1951 年，Hamilton 首次对男性雄激素性脱发（M-AGA）进行正式分类，按疾病不同表现和严重程度分为 8 个级别。1975 年，Norwood 在此分类法基础上进行修正，提出应分为 7 级，12 个类型，即目前被广泛运用的 Hamilton-Norwood 分类法，见图 4。该分类法对男性型脱发的不同模式和严重程度做了比较明确的分级，在临床评估与严重程度相关科研中多用。Norwood 同时提出了不同于男性型脱发的另一种模

式，即弥漫性脱发，但他忽略了男性女性型脱发最重要的特征——前额部发际线始终正常。

Ⅰ型：正常或基本正常发型。

Ⅱ型：额部、颠顶部发际线呈三角形后移，距两耳道连接的冠状线可达。

Ⅲ型：两颞角退缩超越过冠状线前，顶部显稀疏。

Ⅳ型：两颞及发际明显退缩，伴额中部发际后退，但期间有密度中等的毛发带相隔。

Ⅴ型：额颞和顶部裸露区扩大，毛发带狭窄而稀疏。

Ⅵ型：马蹄形脱发，侧面和后面脱发区增加。

Ⅶ型：严重形式，除马蹄形脱发外，耳周和枕部有脱发。

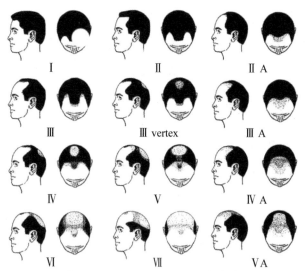

图 4　Hamilton-Norwood 分类法

在这种分型中存在特殊的变异型分型，即 A 型。Norwood 发现有 3% 的 AGA 患者属于 AGA 的变异型（A

型）。该型由两个主要特征及两个次要特征组成。主要特征是必要条件，次要特征可有可无。主要特征：前额发际线统一后移，前额发际线进行性后移至头顶，但头顶部未同时发生脱发。次要特征：全头部弥漫脱发；马蹄铁状脱发的边缘较宽，位置较高。

ⅡA 型：前额发际线较高，后移不超过 2cm。

ⅢA 型：秃发区接近或正好位于冠状区中线。

ⅣA 型：秃发区超过冠状区中线。

ⅤA 型：变异型中最严重的类型，但秃发区未到达顶部，但进一步进展将无法与普通 Ⅴ、Ⅵ级区别。

二、Ludwig 分类法

1977 年，Ludwig 提出了适用于女性患者的分类法。该法完全不同于 Hamilton 分类法，是基于女性 AGA 患者冠状区毛发弥漫性减少而前发际线保持完整的特点，按严重程度分 3 级，见图 5。

Ⅰ级（轻度）：冠状区前部毛发变薄，需改变发型掩盖该区毛发变少的情况，而前发际线保持完整。

Ⅱ级（中度）：冠状区毛发明显变薄，无法通过改变发型掩盖或掩盖困难。也可认为该级分型是雄激素过高的标志。

Ⅲ级（重度）：头顶毛发几乎完全脱落，前额发际线仍保持完整，患者可能用前额毛发遮盖顶部脱发区，但不拨开头发亦可见头皮裸露。

但是 Hamilton-Norwood 法及 Ludwig 分类法仍存在局

限性。Norwood-Hamilton 过于复杂而不容易学习和记忆，且未能涵盖一些特殊的秃发模式。Ludwig 分类法虽然可以涵盖大多数女性 AGA，但由于其只简单地将女性 AGA 分成 3 个级别，稍显粗糙，临床上对观察疾病严重程度的分级和变化观察不够细。故 2004 年，Sinclair 等对 Ludwig 分类法进行改良成为第三代分型鉴定方法，此方法被称为 Sinclair 分类法。

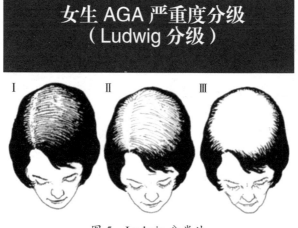

图 5　Ludwig 分类法

三、Sinclair 分类法

Sinclair 分类法通过描绘中线头皮的宽度及阴影的范围体现毛发的密度，将脱发严重程度可视化，较之 Ludwig 分类法更为细化和直观。按严重程度将脱发分为 5 级，见图 6。

1 级：无脱发，此型多见于青春期前女孩。

2 级：头顶中线增宽，大多数患者表示梳马尾辫时发量下降。

3级：头顶中线进一步增宽，且中线两边发量变少，头皮隐约可见。

4级：头顶部出现弥散性的脱发。

5级：脱发进展至晚期。

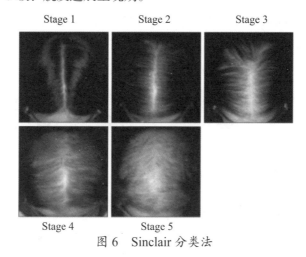

图6　Sinclair 分类法

四、BASP 分类法

2014 年，中华医学会皮肤性病学分会毛发学组制定了《中国雄激素性秃发诊疗指南》。《中国雄激素性秃发诊疗指南》较以前最重要的变化之一就是引入了最新的 AGA 分型方法——BASP 分类法，这也是目前临床应用较多的分型方法。

2007 年，Won-Soo Lee 等提出 BASP 分类法，并对 2213 名患者进行分类。该分类法涵盖男性型和女性型脱发的差异，临床实用性强，易于掌握和记忆。该分类法以前额发际线形状和额顶部毛发密度情况为基础，分为 4 个基本类型（Basic type）和 2 个特殊类型（Specific type），每个类型根据严重程度又分为 0 级、1 级、2 级和 3 级。使用时，根据前额发际线形状及脱发严重程度选择基本类型，同时根据前额及头顶两处毛发的疏密程度选择特殊类型，其中基本类型是必选项，特殊类型根据实际情况可有可无，然后合并得到最终类型，见图 7。由此可知，BASP 分类法的名称由 Basic 和 Specific 的前两个字母组合而成。

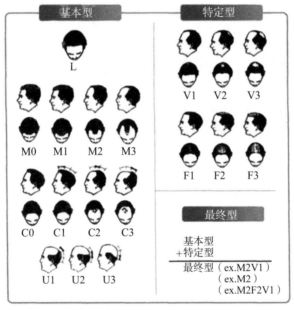

图 7　BASP 分类法

（一）基本类型（basic type）

根据前额发际线的形状分为 4 个基本类型：L 型、M 型、C 型和 U 型。这 4 个英文字母的形状即代表前额发际线的形状。其中 L 型指的是正常发线，M 型、C 型和 U 型根据严重程度又可分 3 或 4 个等级。分型的观察点设定为原始（正常）的前额发际线、头顶部（冠状区后部最高点）、枕骨隆突部。

L 型：额颞部发际线无后缩，成线型，表示无脱发。

M 型：额颞部发际线后缩较中部明显，呈对称性，类似字母 M，按严重程度进一步分为 4 级。M_0：原始前额发际线可见，呈 M 型，无脱发史，患者无法察觉前发际线的改变。M_1：额颞部发际线出现可察觉的退缩，但不超过原始发际线到顶部的前 1/3。M_2：额颞部发际线退缩更明显，但不超过原始发际线到顶部的中 1/3。M_3：额颞部发际线退缩超过原始发际线到顶部的中后 1/3。

C 型：前额发际线的中部后缩较额颞部明显，呈半圆形，类似字母 C，按严重程度进一步分为 4 级。C_0：原始前额发际线可见，呈 C 型，无脱发史。C_1：前额发际线中部后移，但不超过原始发际线到顶部的前 1/3。C_2：前额发际线中部进一步后移，但不超过原始发际线到顶部的中 1/3。C_3：前额发际线的中部明显后移至原始发际线到顶部的后 1/3。

U 型：前额发际线后移明显超过顶部形成马蹄铁状，类似字母 U。U 型是 AGA 最为严重的类型，进一步分为 3 级。U_1：前额发际线位于顶部到枕部隆突部位的前 1/3。U_2：前额发际线位于顶部到枕部隆突部位的中 1/3。U_3：前额发际线位于顶部到枕部隆突部位的后 1/3。

（二）特殊类型（Specific type）

由于基本类型不能涵盖两种类型的 AGA——女性的

AGA 和仅表现为整个头顶部头发密度变稀的 AGA，因此需要引入下面 2 种特殊类型。相对基本类型，特殊类型可按需选择，根据特定部位的脱发模式，分为 F 和 V，每型又分为 3 个等级，若同时具备 F 和 V 两种脱发模式，应同时选择。

F 型：包括前额发际线在内的全头顶部位毛发密度的普遍减少，通常前额部更明显，类似女性型 AGA 的脱发特征与 Ludwig 的分类方法相似，但仅关注毛发密度，与发际接缝形状无关。

F_1 型：冠状区毛发稍稀疏（轻度）。

F_2 型：冠状区毛发明显稀疏（中度）。

F_3 型：冠状区毛发稀少或缺失（重度）。

V 型：顶部周围毛发显著稀少，顶部较前额明显严重。当前额及顶部脱发融合后，F_2 型、F_3 型容易和 V 型混淆，鉴别点是脱发是否起始于顶部。

V_1 型：顶部毛发稍稀疏（轻度）。

V_2 型：顶部毛发明显稀疏（中度）。

V_3 型：顶部毛发稀少或缺失（重度）。

第二节　临床诊断技术

脱发的诊断，除了需要对毛发的生理、疾病分类和各种脱发的临床表现有深入的了解，还要结合相关检查所获得的辅助诊断信息，尤其是毛发镜和组织病理学检查。目前，毛发镜和头皮组织病理的应用在国内还处于起步阶段，但已经得到了越来越多的重视。

目前脱发疾病的诊断依据，包括以下几个方面。

一、详细的病史

详细的病史是疾病诊断的基石。脱发的诱因、部位和表现、脱发发展的过程、伴有的头皮表现和其他症状、治疗史及疗效等，都对脱发的诊断极为重要，需要详细的询问和记录。此外，患者的既往史、个人史（有无情绪的剧烈变化、有无生活的较大转折等）、月经婚育史和家族史也常常对诊断有重要的提示。

二、全面的查体

多数脱发病例通过详细的病史和全面的查体即可获得初步诊断。脱发疾病的查体要关注脱发的分布，是弥漫性还是局限性；脱发区域头皮的变化，是否存在红斑、脓疱、结节、鳞屑、瘢痕等；要检查和评估头发的粗细、长短、软硬，是否存在断发，毳毛的比例等；此外，还要全面检查身体其他部位的毛发，包括眉毛、睫毛、胡须、腋毛、阴毛以及四肢的体毛。值得注意的是，先天性脱发常伴有外胚层及其他器官或系统的异常，要注意检查全身的皮肤、黏膜、指甲、牙齿、神经系统和骨骼系统等。

三、适当地辅助检查

对毛发和头皮进行适当的辅助检查，常可提供更多的信息和诊断线索，如脱落头发检查、洗发试验、拉发试验、毛发显微像和光学显微镜检查、扫描电镜检查、Wood 灯检查、毛发镜检查和头皮组织病理学检查等。大多数脱发病例的诊断并不依赖于化验，当需要对脱发的病因和伴发疾病进行评估时，可进行相应化验，如血常规、血生化、甲状腺功能及抗体、自身抗体谱、微量元素、铁蛋白、性激素水平、梅毒血清学检查和真菌镜检等。此外，如果怀疑先天性脱发、少毛症，需进行遗传学检查来精准诊断。

四、皮肤镜在毛发疾病诊疗中的应用

近年来，皮肤镜被广泛应用于毛发疾病的诊疗工作中，其能提供毛囊单位、皮表微细结构、毛干形态、真皮乳头层毛细血管状态甚至寄生虫等信息。目前，临床上已应用于雄激素性脱发及斑秃的诊断。

（一）毛发镜与雄激素性脱发（AGA）

AGA 的毛发镜特征与组织病理学改变相对应，主要是毛干粗细不均，毛干直径异质性大于 20%，即直径变细的毛干比例大于 20%，还可见毳毛增多，黄点征和毛周征。女性和男性的毛发镜特征相似，但女性毛干直径的差异比男性小，以毛囊单位中毛发数目减少为主要现象。

有研究者认为，雄激素性脱发表现典型、发展充分且不合并其他脱发疾病时，诊断并不困难，但有些情况下，其诊断也非常具有挑战性，如表现为男性型的女性雄激素性脱发、全头皮弥漫受累的女性雄激素性脱发、合并休止期脱发或者斑秃的雄激素性脱发等，这时结合毛发镜特征能够更准确地进行诊断。

(二) 毛发镜与斑秃

斑秃特征性的皮肤镜征象是黄点征、黑点征、断发、短毳毛增多和感叹号发。感叹号发表现为毛发近皮肤处逐渐变细，色素减少，形成上粗下细的感叹号形态，是斑秃的特征性改变，具有诊断意义，发生于斑秃的急性脱发过程，与近期内毛囊营养不良有关。黄点征和短毳毛发生率较高，诊断斑秃敏感度较高，分别与病理上毛囊漏斗部扩张和毛囊微小化改变相对应。但赵莹等研究发现斑秃患者毳毛诊断的敏感度和特异度并不高。有文献分析，造成这种差异结果可能是由于前者所描述毳毛的定义广度不同。

单纯依靠临床表现、毛发镜来诊断脱发性疾病均存在诸多局限。如临床肉眼观察时，很难判断毛干细微的形态学改变和头皮血管的变化等，这些信息需要通过毛发镜来获取；表皮以下浸润的炎症细胞的类型、浸润的部位、毛囊的改变、瘢痕的累及深度和模式等，则必须通过组织病理学来判断；有些脱发疾病（如斑秃和梅毒）在毛发镜和组织病理学上都非常相似，则必须结合临床病史、化验等来鉴别。因此，充分利用并结合临床表现及各种检查手段所获得的辅助诊断信息，对脱发疾病的准确诊断非常重要。

第三节　常规治疗手段

目前，关于脱发的治疗方法繁多，主要有药物治疗、物理治疗、手术治疗及基因治疗。

一、药物治疗

目前，随着研究者对脱发疾病的病理病机逐渐深入，相对应的治疗药物也有了日新月异的变化。目前治疗脱发的药物包括雄激素依赖性 5α-还原酶抑制剂、雄激素非依赖性抑制剂、雄激素受体抑制剂、雌激素和其他性素、前列腺素类似物、维生素类、酮康唑、褪黑素、富血小板血浆（PRP）、草本植物、传统经皮给药系统、微粒载药系统、糖皮质激素、局部注射、软膏等。但是值得注意的是，常规药物治疗中，有些药物男性可口服与外用同时应用，但是女性主要以应用外用药物为主。

（一）雄激素依赖性 5α-还原酶抑制剂

1. 非那雄胺　非那雄胺商品名为保法止，是目前美国食品药品监督管理局（FDA）唯一批准的用于治疗男性型脱发的口服药。非那雄胺是一种具有高度选择性的 Ⅱ 型 5α-还原酶抑制剂。它可特异性地抑制 Ⅱ 型 5α 还原酶，竞争性地减少睾酮（T）向双氢睾酮（DHT）转化，以此来缓解雄激素性脱发。近来，针对非那雄胺治疗 AGA 的有效性和安全性有大量的报道，实验研究表明，长期每天使用非那雄胺1mg 会有约 30% 的患者改善脱发。长期使用保法止（非那雄胺片）6 个月，脱发在头顶区的改善情况比前额脱发区的效果显著，其使用方法为空腹或饭后服用，1 日 1 次，1 次1mg，剂量无须随年龄和肾功能不同调整。非那雄胺需要长期使用才能显现效果，一般需要连续服药4个月方能见效，用药半年至一年，可改善脱发患者的毛发稀疏程度，因此患者需坚持服药，在初步见效后还应继续服药。

但是，长期应用非那雄胺的副作用及不良反应也较多，主要副作用就是影响性功能，包括性欲降低（1.9%），勃起功能障碍（1.3%），射精功能障碍（1%）等。2011年，有证据表明停用非那雄胺后仍可能存在持续性勃起功能障碍。目前该副作用确切的发生率尚未可知，但它对患者的生活质量有很大的影响。此外，非那雄胺片剂上市后报告的不良反应包括乳房触痛、乳房增大，甚至可发生男性乳房女性化，还有部分患者出现焦虑、抑郁等，这些改变相对于性功能障碍是可逆的，且发生率很低，停药后则可逐渐恢复正常。因此，本品不适用于女性患者，对41岁以下的早期轻度中型男性雄激素性脱发患者效果最好。

2. 度他雄胺 度他雄胺亦属于5α-还原酶抑制剂，可同时抑制Ⅰ型和Ⅱ型5α-还原酶。在治疗良性前列腺增生的Ⅱ期临床试验中，服用度他雄胺2.5mg/d的疗效明显优于非那雄胺5mg/d，因此在临床治疗中度他雄胺更多用于治疗前列腺增生。男性型脱发患者由于毛囊外毛根鞘及真皮乳头中5α-还原酶水平增高，使睾酮转换成DHT的量增加，DHT与雄激素受体结合后进入细胞核，在核内控制毛发生长基因的表达，结果毛囊变小，而致毛发脱落。研究发现，口服度他雄胺（0.5mg/d）可使血清中双氢睾酮水平降低90%，并升高血清中睾酮水平，其对Ⅱ型的5α-还原酶的抑制作用明显强于非那雄胺，纵使度他雄胺治疗AGA的有效性已经在许多研究和临床应用中证实，但是其仍旧存在类似于非那雄胺的副作用及不良反应，且患者性欲下降比例增多。Tsunemi Y 研究发现 0.5mg/d 的度他雄胺服用 1 年，高达 5% 的患者出现阳痿，7% 的患者出现性欲减退，这可能与度他雄胺对 Ⅰ 型和 Ⅱ 型 5α-还原酶均具有抑制作用有关。由于其明显的副作用各国对度他雄胺态度不一，如韩国于 2009 年批准度他雄胺用于治疗 AGA，日本则要求对其疗效进行长期的安全性研究，而 FDA 关于其用于治疗 AGA 的研究仍停滞于 Ⅲ 期临床。将度他雄胺用于治疗 AGA，还需要更多的制剂开发和长期的安全性研究。

（二）雄激素非依赖性抑制剂

米诺地尔最早被开发为治疗高血压的口服药物，因在使用过程中发现明显的多毛症，后作为治疗 AGA 的局部用药。米诺地尔是第一个，也是到目前为止，唯一的经 FDA 批准的用于治疗 AGA 的局部用药。目前临床中主要有 2% 和 5% 两种浓度的米诺地尔溶液。试验研究表明，2%～5% 的米诺地尔溶液均可促进 AGA 患者头发再生，且能阻止脱发，其中以 5% 的米诺地尔溶液疗效最好，但也有报道 3% 的米诺地尔溶液对治疗男性型脱发和女性雄激素性脱发效果较好，说明米诺地尔溶液治疗脱发的疗效与其浓度有关。虽然有研究显示 5% 的米诺地尔溶液比 2% 的米诺地尔溶液治疗效果更好，但是使用 5% 剂型的患者中报道发生局部刺激性反应和过敏性皮炎的案例多于 2% 的剂型。

1. 米诺地尔的作用机制 人们发现米诺地尔可以刺激毛

发生长已经有 30 多年的历史，用米诺地尔来治疗 AGA 已有 10 余年的历史，但对于其作用机理尚不完全清楚。但是国内外研究者对米诺地尔的有效性是公认的，并分别在不同的方面阐释了米诺地尔的作用机制，现总结如下。

（1）增加 VEGF 表达：血管内皮生长因子（VEGF）是血管生成的标志物，在促进血管生成及影响各种细胞功能中具有重要作用。Yano 等发现 VEGF 是毛囊生长和毛囊生长周期的主要介质，通过改善毛囊血管形成促进毛发生长并增加毛囊使毛发变粗，AGA 患者毛囊中 VEGF 的水平与正常毛囊相比显著降低。Lachgar 等发现米诺地尔呈剂量依赖性增加 VEGF mRNA 及其蛋白的表达来促进毛发生长。

（2）促进毛细血管开放：毛囊周围的毛细血管网与毛发周期相关。毛囊周围的毛细血管网在毛发生长期增加，在退行期和休止期退化。毛发的生长依靠毛乳头的血管网供给营养。Sakita 等对小鼠局部应用米诺地尔，结果表明米诺地尔可以使生长期毛囊毛球部毛细血管扩张、血管窗开放增加以及局部血流供应增多，因此推测米诺地尔通过增加毛囊的血供来促进毛发生长。

（3）开放 ATP 敏感的钾通道：ATP 敏感的钾通道（KATP 通道）广泛分布于心脏、肝脏、血管平滑肌及中枢神经系统等多种组织及细胞中。KATP 通道的激活在早期细胞增殖过程中发挥重要的作用。人体毛囊含有 2 种形式的 KATP 通道，米诺地尔对 SUR_2 通道敏感。米诺地尔激活 SUR_2 后可能通过以下方式促进毛发的生长：①米诺地尔激活 SUR_2 通道，增加细胞膜对钾离子的通透性，细胞内钾离子外流，抑制了钙离子进入，使细胞内钙离子浓度下降，从而促进毛发的生长。②米诺地尔可通过开放 ATP 敏感的钾通道，诱导细胞分泌生长因子如 VEGF、肝细胞生长因子（HGF）及胰岛素样生长因子（IGF-1），并抑制转化生长因子（TGF-β）诱导的细胞凋亡，从而扩张毛囊动脉并增加毛乳头中的血流量，延长毛囊的生长期。

（4）刺激毛囊上皮细胞的增殖：米诺地尔进入毛囊后必须被代谢为硫酸米诺地尔才能发挥其促进毛发生长的作用。体外实验显示硫酸米诺地尔的生发作用是米诺地尔的 14 倍。Boyera 等用不同浓度的米诺地尔体外培养人上皮细胞或者毛囊上皮细胞，发现在微摩尔浓度下米诺地尔可以刺激所有细胞类型增殖。Meidan 和 Touitou 通过动物实验发现，米诺地尔可以增加毛乳头、毛母质、外毛根鞘和毛囊周围纤维细胞的合成代谢，从而延长毛发生长期，促进毳毛向终毛转化。Han 等用米诺地尔刺激体外培养的毛乳头细胞证实，米诺地尔不仅可以使毛乳头细胞扩增，且可以通过增加细胞外信号调节激酶（ERK）及 AKT 的磷酸化，提高毛乳头细胞存活率。因此，米诺地尔可以通过促进毛囊上皮细胞的增殖，抑制细胞凋亡来促进毛发的生长。

（5）其他作用机制：Hsu 等发现米诺地尔有抑制雄激素受体（AR）的功能，降低 AR 转录活性，降低 AR 蛋白表达水平及应答活性，降低人毛发真皮乳头细胞中的 AR 蛋白稳定性，减少雄激素对毛囊产生的萎缩微型化作用，抑制毛发变细、变软和脱落；米诺地尔可影响前列腺素的代谢。目前已经发现前列腺素在调节毛囊生长周期中起着重要作用。最新研究表明：米诺地尔还可以激活前列腺素 H 合成酶（PGHS），对毛囊起保护作用；毛乳头细胞中 β-catenin 的激活贯穿整个毛囊生长期，从而来维持毛乳头邻近细胞的增殖及毛干的形成，米诺地尔可激活毛乳头细胞中的 Wnt/β-catenin 信号通路，从而促进毛发生长。

2. 米诺地尔不良反应　目前观察，米诺地尔溶液主要不良反应为多毛症。一项大规模的安全性评价试验表明，米诺地尔治疗雄激素性脱发安全有效，并不增加心血管事件，且无明显系统性不良反应。由 1333 例女性雄激素性脱发患者参加的对照临床试验发现：4% 的受试者出现多毛症，且呈剂量相关性，其中外用 5% 的米诺地尔溶液的多毛症发生率高于外用 2% 的米诺地尔溶液。Peluso 等报道了 5 例雄激素性脱发妇女使用 5% 米诺地尔治疗 2～3 个月后，面部和四肢发生严重的多毛症，停药后自行消失，多毛症的发生可能与米诺地尔的系统吸收及这些部位的毛囊对米诺地尔高度敏感有关。美国 FDA 已把 2% 和 5% 米诺地尔溶液作为非处方药，前者男女均适用，后者仅适用于男性。除多毛症之外，米诺地尔还会引起刺激性过敏反应，部分患者可出现瘙痒和头皮脱屑的症状，5% 的米诺地尔溶液比 2% 的米诺地尔溶液更易引起局部刺激反应。但对接触性皮炎患者进行斑贴试验表明，对大部分患者而言，丙二醇溶剂才是真正的过敏原，而不是米诺地尔本身。因此，开发新的剂型对米诺地尔治疗作用的发挥具有重要的意义。

3. 米诺地尔剂型研究　目前市面上米诺地尔剂型主要以酊剂为主，这种剂型存在诸多不足：酊剂中辅料丙二醇及乙醇在外用过程中易造成皮肤局部干燥，进而引起皮肤过敏；酊剂易挥发，擦在头皮上易析出结晶，影响药物吸收；米诺地尔皮内潴留时间短，在空气中暴露 12 小时即分解，难以持续发挥疗效；米诺地尔易透过皮肤，引起其他部位多毛及血压下降等不良反应。开发既能够延长米诺地尔疗效，又能够减少不良反应的新剂型迫在眉睫。因此，研究者开始尝试不含丙二醇的酊剂、凝胶制剂及泡沫剂，虽然这些剂型在某些方面的确改善了原有剂型的不足，但并没有从根本上改善药物在皮肤内的潴留量以及对毛囊的靶向性问题。Wang 等开发了一种以硬脂酸和油酸作为固体和液体脂质，通过热高压均质化制备成纳米结构脂质载体（NLC）。有研究者发现 NLC 可根据需要延长米诺地尔的释放，更适用于递送米诺地尔至真皮和毛囊。Matos 等开发了用于靶向递送硫酸米诺地尔至毛囊的 MXS-NP，其可以维持药物释放并改善脱发的局部治疗。明确米诺地尔作用机制对于剂型的研究与开发至关重要，直接关系到不良反应的降低及有效率的提高。

4. 米诺地尔临床应用范围　米诺地尔作为治疗雄激素性秃发的一线外用药，大规模临床试验证明其是安全有效的。除了适用于雄激素性脱发外，对以下两种脱发疗效也较显著。

（1）治疗斑秃：斑秃是一种常见的慢性炎症性皮肤病，相当比例的患者有自愈倾向，但常易复发，病程长或脱发广泛者预后不佳。临床试验研究发现，米诺地尔治疗斑秃有一定的疗效，并且呈现出一种剂量依赖性。Fiedler Weiss 等用 5% 的米诺地尔液治疗 47 例严重斑秃患者，其中男 20 例，女 27 例，48 ～ 60 周后，40 例患者有终毛生长，但大部分达不到美容要求，与既往用 1% 的米诺地尔液治疗的研究相比，5% 的米诺地尔液引起毛发再生的作用明显优于 1% 的米诺地尔液。Fransway 等治疗 21 例斑秃患者，女 13 例，男 8 例，除 2 例为脱发近 2/3 面积外，其余均为普秃或全秃，平均病程为 11.5 年，应用 3% 的米诺地尔液每日两次外搽 1 年，仅有 12 例出现短暂稀疏的毳毛。

（2）化疗引起的脱发：很多药物影响毛发的生长周期，引起脱发。脱发是抗肿瘤药物的一个显著不良反应，米诺地尔可以减轻化疗引起的脱发。Duvic 等对 22 例术后化疗的女性进行了随机双盲试验，接受 2% 的米诺地尔液治疗者脱发的程度、毛发的再生均比安慰剂组好。但先前的研究认为其不能预防阿霉素引起的脱发。

（三）雄激素受体抑制剂

雄激素受体主要分布在毛囊的毛乳头细胞，机体内的雄激素通过与毛乳头细胞的雄激素受体结合形成复合物来调控靶基因的转录和翻译，从而形成特定功能的蛋白质，影响毛发的生长。通过阻断雄激素受体可以切断雄激素对毛囊生长的作用。目前常用的治疗 AGA 的雄激素受体阻滞剂主要有螺内酯和环丙氯地孕酮等。AR 拮抗剂分为甾体类与非甾体类。甾体类 AR 拮抗剂的代表药物为醋酸环丙孕酮，非甾体类 AR 拮抗剂种类较多，如氟他胺、比卡鲁胺、BMS-641988 和 MDV 3100 等。BMS-641988 和 MDV 3100 为新型的 AR 拮抗剂。研究发现，新型 AR 拮抗剂的抗雄激素活性高于传统 AR 拮抗剂，是有效治疗 AGA 的潜在药物。

1. 螺内酯 螺内酯是保钾利尿剂。它通过减少总睾酮水平可竞争性地阻断目标组织中的雄激素受体，实现抗雄激素作用，常用于治疗多囊卵巢综合征相关的多毛症，故在脱发治疗药物分类中螺内酯属于一种非甾体类抗雄激素药物。目前研究发现它可从多个环节发挥抗雄激素作用。首先，其可与雄激素受体结合，使雌激素浓度相对升高，雌/孕激素比例升高；其次，还能刺激性激素结合球蛋白（sex hormone binding globulin，SHBG）合成，而 SHBG 与睾酮的亲和力远比雌激素大，使血液中有生物学活性的游离雌激素比例升高；再次，螺内酯可直接作用于皮脂腺，与双氢睾酮竞争雄激素受体，阻止双氢睾酮与雄激素受体结合，减少皮肤中双氢睾酮的产生。同时，还有研究发现，螺内酯还可通过对细胞色素 P450 酶的调节，抑制肾上腺合成睾酮。螺内酯临床多用于女性脱发，其使用剂量范围为 40 ～ 200mg/d，用药时间最少需要 6 个月，在这个剂量范围内，疗效与剂量成正相关，但是其副作用也与剂量成正相关，多出现嗜睡、恶心、月经量增多或紊乱，这些症状在用药 3 个月后逐渐好转，同时长期使用螺内酯应注意监测血钾及血压。

2. 醋酸环丙孕酮 醋酸环丙孕酮是一种可以直接阻断雄激素受体的口服抗雄激素药物，它可以通过抑制促黄体生成素和卵泡刺激素的释放，直接阻断雄激素受体和减少睾酮水平。在治疗女性型脱发时，单独用药或与雌二醇、安体舒通联合用药都能促进头发的生长，无论女性型脱发患者的雄激素水平有无升高，醋酸环丙孕酮均有效，其中高雄激素患者中使用醋酸环丙孕酮更有效。在欧洲和加拿大，它被用于治疗多毛症、痤疮、女性脱发。由于醋酸环丙孕酮可导致男性胚胎女性化，所以建议与口服避孕药联合应用，它的副作用除了引起男性女性化之外，还会引起血栓栓塞、脑血管意外、高血压、肝脏损害等，故有肝脏疾病的患者禁用。目前，醋酸环丙孕酮在美国尚未被 FDA 批准用于女性型脱发的治疗。

（四）外用抗雄激素药物

1.α-雌二醇　α-雌二醇是一种外用的雌激素药物，其作用机制可能是通过增强芳香化酶活性，使睾酮转化为雌激素，从而减少睾酮形成。α-雌二醇在欧洲已广泛应用。一项开放性随机对照试验评价了每日 2 次外用 2% 米诺地尔溶液与每日 1 次外用 0.025% α-雌二醇洗剂的疗效，103 例女性患者接受治疗 6 个月后，米诺地尔组患者的毛发直径和毛发密度显著增加，而 α-雌二醇组几乎无变化，提示与米诺地尔相比，外用 α-雌二醇似乎更适用于女性延缓或稳定脱发病情。

2.氟罗地尔　氟罗地尔也是一种外用的雄激素受体阻断剂。最初，氟罗地尔被开发用于治疗前列腺癌。氟罗地尔脂溶性高而水溶性差，外用于头皮时可溶于皮脂，阻滞毛囊中的雄激素受体，同时由于水溶性低，不易被系统吸收，故决定其作用特点为局部作用。在女性型脱发患者中，一项开放性临床研究表明，2% 的氟罗地尔溶液可以阻止脱发的进展，增加毛发直径。氟罗地尔在欧洲应用较多，但目前在美国仍待 FDA 的批准。

（五）前列腺素类似物

前列腺素类似物在局部治疗青光眼时发现可以使患者的睫毛和眉毛明显延长，从而提出治疗 AGA 的潜在可能性。最近的研究表明，增加前列腺素 D2（PGD2）水平可能使毛囊毳毛化并抑制毛发生长。相比之下，PGF2 和 PGE2 协同作用可能促进头发生长并延长其生长期。PGF2 已被证明能够加强和延长老鼠毛囊生长期。然而，PGF2 合成物在治疗 AGA 临床试验中并未见明显疗效。

拉坦前列素是 1996 年开发出的治疗青光眼和高眼压药，为选择性 PGF2a 受体激动剂，以增加房水的巩膜色素膜外流，达到降低眼内压的作用。近年来，临床应用发现拉坦前列素可促进睫毛及眼周毛发的生长，包括毛发延长、增粗以及色素沉着。天然前列腺素 PGF2a，具有舒张血管的作用，拉坦前列素从中提取，因此，很容易考虑到它是否同样具有血管刺激作用。然而，实验中组织学观察未见血管数量和管径有显著改变。亦有相关研究提示表明拉坦前列素无明显血管作用。基于其不明确的作用机制，我们进行了动物实验，以探讨拉坦前列素与毛发生长的互作关系。拉坦前列素是前列腺素（PGF2a）的类似物，以异丙酯的形式存在，可使钙离子释放到胞质溶胶并激活蛋白酶活性，这些促进作用促成细胞生长和增殖所需的基本营养代谢活性。目前，拉坦前列素已被成功用于治疗睫毛斑秃。一项随机对照试验检验了外用拉坦前列素治疗 AGA 的疗效，16 例 Ⅱ～Ⅲ 级患者每日 1 次外用 0.1% 拉坦前列素溶液治疗 24 周，结果显示与基线和安慰剂相比，拉坦前列素显著增加了治疗区的终毛和毳毛密度，对于 AGA 治疗同样有效。

（六）维生素类

维生素 B_2 和维生素 B_6 为维生素中可用于辅助治疗脂溢性脱发的两个种类。这可能与参与新陈代谢和调节脂肪、脂肪酸的合成有关。维生素 B 中的 B_1、B_2、B_6、B_{12} 是促进头发生长的要素，对治疗秃头十分有效。主要食物来源有麸皮面包、黑米、粗面粉、动物肝脏、蛋黄、鱼肉、猪肉、牛奶、水果。

（七）酮康唑

酮康唑是一种咪唑抗真菌药物。有证据表明 2% 酮康唑洗发水可能通过阻断双氢睾酮（DHT）通路起作用，同时有可能与其抗炎和抗真菌作用相关，可增加 AGA 患者毛发密度及生长期毛囊的大小和比例。酮康唑洗发水，特别是结合口服非那雄胺，已在治疗脂溢性皮炎和头皮屑过多的临床中证明是有效的，但其作用机制目前尚未清楚，其机制可能与其抗炎特性及抑制马拉色菌有关。酮康唑还可影响局部类固醇的合成和减少毛囊双氢睾酮的水平。因此，酮康唑的抗雄激素作用对雄激素过多的女性型脱发患者具有良好的治疗作用，更适用于患有脂溢性皮炎并有鳞屑的患者。据报道，长期应用酮康唑也会产生副作用，开始 2 周有约 25% 的患者出现头发干枯、失去光泽，但第三四周后，恢复正常，未发现其他副作用。

（八）褪黑素（melatonin）

褪黑素的主要作用包括调节毛发生长、色素沉着和蜕皮。局部应用 0.1% 褪黑素被证明可显著增加生长期的头发。褪黑素是松果体产生的一种神经激素，有抗氧化和生长调节作用。人类毛囊也可合成褪黑素和表达褪黑素受体，从而影响毛发周期，体外研究显示褪黑素可刺激毛囊生长。在早期的一项临床试验中，女性 AGA 患者外用 0.1% 褪黑素溶液治疗 6 个月后生长期毛发显著增加。瑞士 ASATONA AG 公司开展的一系列研究检验了每晚一次外用 0.0033% 褪黑素溶液治疗 AGA 的疗效。其中，在 30 例Ⅰ～Ⅱ级患者中开展的观察性研究显示，褪黑素治疗 30 天和 90 天后脱发严重度显著减轻；在 35 例Ⅰ～Ⅱ级男性患者中开展的临床对照试验显示，治疗 6 个月和小于 12 个月后，毛发计数相对于基线分别增加了 29.2% 和 42.7%，毛发密度增加了 29.1% 和 40.9%；在 60 例早期 AGA 患者中开展的观察性研究显示，外用褪黑素治疗 90 天后女性患者脱发显著减少。在 1891 例Ⅰ～Ⅱ级患者中开展的大型多中心开放性研究显示，外用褪黑素治疗 30 天和 90 天后，拉发试验阳性患者比例分别由基线时的 61.6% 降低至 33.7% 和 7.8%。

（九）富血小板血浆（PRP）

PRP 是通过物理方法从自体血液中提取的较正常血液中血小板数量浓缩数倍的血小板血浆。血小板被激活后，α 颗粒释放出大量的生长因子，如 PDGF、FGF、VEGF、EGF、

IGF-1 及 TGF-β 等。PRP 注射作为一种新的脱发治疗手段，可促进毛发生长，增加毛发数量和密度，近年来应用也越来越普遍。PRP 促进毛发生长的作用机制尚未明确，真皮毛乳头通过旁分泌作用在毛发生长过程中发挥着重要作用，很可能是 PRP 介导的生物学效应的作用靶点。但是，PRP 用于 AGA 的治疗仍处于初期阶段，目前尚未得到 FDA 的批准。含生长因子的 PRP 经头皮真皮层下注射，对毛囊干细胞、毛囊乳头生长有激活细胞、组织再生的作用，可使萎缩毛囊转变成正常毛囊，使毛囊休止期停止并尽快进入生长期，使毳毛转变成终毛。一般 2 个月注射一次，连续 4 次。

（十）草本植物

近年来，多种草本提取物被发现对于治疗 AGA 有一定的成效。如侧柏叶的提取物可显著降低小鼠体内 DHT 水平，下调 II 型 5α- 还原酶在皮肤的表达，促进毛囊生长，延缓毛囊进入休止期；迷迭香叶提取物能促进鼠的毛发再生，同时具有抑制 DHT 与雄激素受体结合的能力；连翘酯苷可以通过下调 TGF-β 和 caspase-9 的表达，从而调控毛囊细胞凋亡，延迟毛发生长周期进入退行期，促进毛发生长；绿茶提取物可通过选择性抑制 5α- 还原酶活性治疗 AGA。

二、药物给药方式

（一）经皮给药系统

经皮给药系统相较于传统口服给药方式，之所以迅速发展是由于经皮给药具有独特的优点。这些优点主要可以归纳为以下三点。首先，避免肝脏的首过效应和药物在胃肠道的降解，药物的吸收不受胃肠道因素影响，减少用药的个体差异；其次，经皮给药系统能够以恒定速率给药，可控血药浓度峰谷现象，减少给药次数，延长给药间隔；再次，经皮给药可提高使用顺应性，可随时中断给药。广义的经皮给药系统包括软膏、巴布剂、涂剂等局部制剂。然而，不管经皮吸收产生的是全身作用还是局部疗效，药物均需通过角质层，但是由于角质层良好的天然保护屏障作用，使得绝大多数药物难以通过经皮吸收途径发挥疗效，经皮吸收促进剂、离子导入、超声波、电穿孔等方法均被用来克服角质层的屏障作用，制备 β-环糊精包合物、脂质体、纳米粒、传递体、微乳、胶束等制剂技术亦被应用。

　　传统的 AGA 治疗药物非那雄胺一直以口服给药为主要途径，治疗效果较好但是其副作用较大。AGA 病灶位于毛囊周围组织，提示可将药物制成局部经皮给药制剂，提高局部药物浓度，同时也可降低全身不良反应。有研究表明，以96% 乙醇、丙二醇为溶剂和促渗剂，以羟丙基壳聚糖为成膜剂制成浓度为 0.25% 的非那雄胺局部给药制剂，可有效降低皮肤中 DHT 浓度（约降低 50%），与口服给药效果相当，该制剂中含 55% 的乙醇，虽然可促进非那雄胺进入皮肤，但长期使用对皮肤伤害较大。除非那雄胺外，以 1% 卡波姆为基质，制成 2% 米诺地尔和 0.025% 维 A 酸的复方凝胶制剂，稳定性良好，但需要进一步的体内外经皮渗透实验。

（二）微粒载药系统

近年，新型经皮给药系统，成为新的制剂研究方向。其运用生物相容性好的材料作为运输载体，包载药物后，具有高效渗透且无皮肤损伤的特点。以醇质体作为载体，分别包载非那雄胺，其中非那雄胺醇质体 24 小时的经皮渗透累积量为 24.3μg/cm，给药皮肤真皮层中的药物累积量约高于脂质体 4 倍，但醇质体中含 30% 乙醇，长期给药治疗对皮肤有刺激性，会造成皮肤脱水、脱脂破坏皮肤结构。以模拟血浆为释放介质的体外药物释放研究中，24 小时后释放介质中仍检测不到非那雄胺，研究者认为这与非那雄胺的强亲脂性有关。采用聚苯乙烯－聚丙烯酸（PS–b–PAA）制备聚合物囊泡，表面修饰壳聚糖，构建非那雄胺纳米载体，平均粒径及包封率分别为 180nm 和 78.0%，24 小时体外经皮药物渗透累积量约为 13μg/cm，高于非那雄胺口服药物效果。可见，微粒载药系统只要可以构建适宜稳定的微粒载体，赋予最佳制剂形态，用于 AGA 局部给药治疗的研究具有广阔前景及重要临床价值。

（三）局部注射

有研究发现，注射糖皮质激素可刺激毛发再生，此法适用于治疗较小面积的斑秃或者有美容需求的部位（如眉毛），但对于脱发面积大于 50% 的患者疗效较差。最常用的药物是复方倍他米松（得宝松），成分包含二丙酸倍他米松和倍他米松，其中倍他米松磷酸钠吸收迅速，微溶性的二丙酸倍他米松被机体缓慢吸收而维持长期疗效。注射方法：一般将得宝松 1mL 加入 2% 利多卡因中混匀，于病灶中心以放射状皮下封闭，头皮微隆起为度，注射后棉签压迫止血数分钟。每隔 1 个月重复注射，若超过 6 个月不见好转，提示糖皮质激素受体不敏感，需要更换治疗方法。

(四) 纳米微针促渗技术

由纯度达到 99.9999% 的单晶硅制成的纳米微针（纳晶），其凸点直径仅为头发直径的千分之一。纳米微针促渗技术是一种新兴的皮肤促渗技术，可在皮肤表面短时形成许多细微的孔道，与传统微针相比，可促进药物吸收，创伤更小，更简便安全，且无痛。尹璐等研究发现纳晶针作用在皮肤表面形成直径 100 ~ 200nm 的针孔，针头高度 150pm，在不触及血管和神经的前提下使药物的吸收效果提高，避免了出血和疼痛的发生，且仅需 20 分钟通道即可闭合。使用纳米微针时，无须使用药物进行麻醉，亦不会出现皮肤感染，仅需一般清洁，经其治疗后无须进行其他辅助治疗，微小的皮肤创伤很快就可以愈合。这种技术可以提高透皮吸收治疗脱发药物的吸收率，从而增加药物的作用。

三、毛发移植

外科毛发移植术是对重度和晚期不可逆转的 AGA 脱发临床治疗的有效手段，随着手术技术的完善，本方法同样也适用于轻中度的患者。1959 年，Norman Orentreich 首次提出自体毛发片状移植术，从此开创了毛发移植治疗脱发的先河。之后，日本皮肤科医生 Okuda 提出打孔加头皮复合移植法，Fujita 又提出小块毛胚移植（仅含 2 ～ 10 个毛囊）的方法。此后经过不断地术式改进和手术微创化、精细化，头皮缩减术、皮瓣修复术、毛囊单位移植术等技术都更加成熟。医学领域对于毛发移植的研究已取得了较大进展。

毛发移植技术应用较广泛，对多种原因引起的脱发都有效。目前，雄激素性脱发是毛发移植的主要适应证。毛发移植技术除了治疗雄激素性脱发，还可以应用于如眉毛、睫毛、鬓角及阴毛的缺失，感染、烧伤、外伤和手术等引起的瘢痕性秃发等。毛发移植还参与面部轮廓的整形美容，包括眉毛改型与重建、睫毛加密、男性胡须再造等特殊部位的毛发重建或改形以及女性高宽前额重建发际线的调整。需要留意的是男性雄激素性秃发是一个渐进性的过程，植发只能治疗秃发区，并不能阻止自身毛发脱落的过程，如需取得更好疗效，还需配合药物等其他治疗方法。

虽然手术移植疗效明显，但有许多禁忌证。如脱发面积大，而供发区面积很小或头发又稀又软者，会由于头皮供血不足或不良，导致术后效果很不理想；头部存在多处或大面积感染灶者，易出现交叉感染；特殊疾病如糖尿病及结核病等，会因皮肤愈合困难影响移植；部分患者需要多次手术方能见效，有时会发生出血、感染、术后肿胀、内生毛发（或毛胚）下陷或突出、表皮囊肿、瘢痕、感觉迟钝或麻木等并发症。同时，在经济负担上，手术治疗脱发费用相对昂贵，也是难以得到广泛普及的重要原因之一。

四、光疗法

有学者提出使用强烈的脉冲光可用于脱毛，而低光照疗法可用于治疗 AGA。低光照疗法的作用机制目前仍然知之甚少。提出低光照疗法的理论主要是依据细胞呼吸链线粒体吸收光能量，导致电子传递的增加和细胞的促进，最终实现头发再生。光化学疗法又称 PUVA、黑光疗法，是指长波紫外线照射联合光感作用的药物照射脱发局部区域。陆富永等将 90 例脱发患者随机分成对照组、治疗组，对照组采用口服复方甘草酸苷片，治疗组在对照组基础上给予 PUVA 联合甲氧补骨脂外涂照射，经过 8 周的治疗周期，治疗组总有效率为 93.3% 优于对照组 73.3%，说明 PUVA 疗法能协同增效复方甘草酸苷治疗脱发。308nm 准分子激光属于窄谱中波，能够特异性作用在皮损局部区域，对周围毛发影响较小。308nm 准分子激光治疗病程 6 个月以上脱发患者共 42 个脱发斑，分别比较经过照射的脱发斑与未经照射的脱发斑，结果发现，经过照射的区域 41.5% 有毛发再生，未经照射的脱发区并无毛发再生。

参考文献

［1］张建中.中国雄激素性秃发诊疗指南［J］.临床皮肤科杂志，2014，43（3）：182-186.

［2］章星琪，邹先彪，刘洁.毛发疾病皮肤镜诊断专家共识［J］.

中国麻风皮肤病杂志，2016，34（3）：129-132.

［3］Inui S, Nakajima T, Itami S. Scalp dermoscopy of androgenetic alopecia in Asian people［J］. J Dermatol, 2009, 36（2）: 82-85.

［4］Miteva M, Tosti A. Hair and scalp dermatoscopy［J］. J Am Acad Dermatol, 2012, 67（5）: 1040-1048.

［5］周城.脱发疾病的准确诊断：临床、毛发镜和组织病理的结合［J］.皮肤科学通报，2018，35（2）：171-176，5.

［6］Miteva M, Tosti A. Hair and scalp dermatoscopy［J］. J Am Acad Dermatol, 2012, 67（5）:1040-1048.

［7］赵莹，巩毓刚，张斌，等.斑秃患者的临床特征——附524例临床、皮肤镜及病理特点［J］.中国麻风皮肤病杂志，2011，27（11）：751-754.

［8］Chau CH, Price DK, Till C, et al. Finasteride concentrations and prostate cancer risk: results from the prostate cancer prevention trial［J］. Plos One, 2015, 10（5）: e126672.

［9］Kaufman KD, Dawber RP. Finasteride, a Type 2 5alpha-reductase inhibitor, on scalp hair in men with male pattern baldness［J］. Elsevier science, 1996, 363-365.

［10］黄卫宁，卢浩锵，张宾岳，等.男性型秃发的临床表现与血清水平的动态监测［J］.中国医学导报，2010，7（3）：20-22.

［11］Ahmed OA, Afouna MI, El-Say KM, et al. Optimization of self nanoemulsifying systems for the enhancement of in vivo hypoglycemic efficacy of glimepiride transdermal patches［J］. Expert Opin Drug Deliv, 2014, 11（7）: 1005-1013.

［12］Caserini M, Radicioni M, Leuratti C, et al. A novel finasteride

0.25% topical solution for androgenetic alopecia : pharmacokinetics and effects on plasma androgen levels in healthy male volunteers [J] . Int J Clin Pharmacol Ther, 2014, 52（10）: 842–849.

[13] Azzouni F, Godoy A, Li Y, et al. The 5 alpha–reductase isozyme family: a review of basic biology and their role in human diseases [J] . Adv Urol, 2012, 2012: 530121.

[14] Gubelin Harcha W, Barboza Martinez J, Tsai T F, et al. A randomized, active and placebo–controlled study of the efficacy and safety of different doses of dutasteride versus placebo and finasteride in the treatment of male subjects with androgenetic alopecia [J] . J Am Acad Dermatol, 2014, 70（3）: 489–498, e3.

[15] Shanshanwal SJ, Dhurat RS. Superiority of dutasteride over finasteride in hair regrowth and reversal of miniaturization in men with androgenetic alopecia: a randomized controlled open–label, evaluator– blinded study [J] . Indian J Dermatol Venereol Leprol, 2017, 83（1）: 47–54.

[16] Olsen E A, Hordinsky M, Whiting D, et al.The importance of dual 5 alpha–reductase inhibition in the treatment of male pattern hair loss: results of a randomized placebo–controlled study of dutasteride versus finasteride[J] . J Am Acad Dermatol, 2006, 55（6）: 1014–1023.

[17] Tsunemi Y, Irisawa R, Yoshiie H, et al. Long–term safety and efficacy of dutasteride in the treatment of male patients with androgenetic alopecia [J] . J Dermatol, 2016, 43（9）: 1051–1058.

[18] Chau CH, Price DK, Till C, et al. Finasteride concentrations and prostate cancer risk: results from the prostate cancer prevention trial [J] .

Plos One, 2015, 10（5）: 1507-1515.

［19］Tsunemi Y, Irisawa R, Yoshiie H, et al. Long-term safety and efficacy of dutasteride in the treatment of male patients with androgenetic alopecia［J］. J Dermatol, 2016, 43（9）: 1051-1058.

［20］Kelly Y, Blanco A, Tosti A. Androgenetic alopecia: an update of treatment options［J］. Drugs, 2016, 76（4）: 1349-1364.

［21］徐银土，徐浩锋. 米诺地尔酊治疗脱发的临床观察［J］. 海峡药学，2010，22（6）: 192-192.

［22］Yano K, Brown L F, Detmar M. Control of hair growth and follicle size byVEGF-mediated angiogenesis［J］. J Clin Invest, 2001, 107（4）: 409-417.

［23］Lachgar S, Charveron M, Gall Y, et al. Minoxidil upregulates the expression of vascular endothelial growth factor in human hair dermal papilla cells［J］. Br J Dermatol, 1998, 138（3）: 407-411.

［24］Sakita S, Kagoura M, Toyoda M, et al. The induction by topical minoxidilof increase fenestration in the perifollicular capillary wall［J］. Br J Dermatol, 1999, 140（2）: 294-296.

［25］Shorter K, Farjo N P, Picksley S M, et al. Human hair follicles contain two forms of ATP-sensitive potassium channels, only one of which is sensitive to minoxidil［J］. FASEB J, 2008, 22（6）: 1725-1736.

［26］Meidan V M, Touitou E. Treatments for androgenetic alopecia and alopecia areata: current options and future prospects［J］. Drugs, 2001, 61（1）: 53-69.

［27］Otomo S. Hair growth effect of minoxidil［J］. Nihon Yakurigaku Zasshi, 2002, 119（3）: 167-174.

[28] Baker C A, Uno H, Johnson G A. Minoxidil sulfation in the hair follicle [J] . Skin Pharmacol, 1994, 7 (6) : 335–339.

[29] Boyera N, Galey I, Bernard B A. Biphasic effects of minoxidil on the proliferation and differentiation of normal human keratinocytes [J] . Skin Pharmacol, 1997, 10 (4) : 206–220.

[30] Han J H, Kwon O S, Chung J H, et al. Effect of minoxidil on proliferation and apoptosis in dermal papilla cells of human hair follicle [J] . J Dermatol Sci, 2004, 34 (2) : 91–98.

[31] Hsu C L, Liu J S, Lin A C, et al. Minoxidil may suppress androgen receptor related functions [J] . Oncotarget, 2014, 5 (8) : 2187–2197.

[32] Malkinson F D, Geng L, Hanson W R. Prostaglandins protect against murine hair injury produced by ionizing radiation or doxorubicin [J] . J Invest Dermatol, 1993, 101 (1Suppl) : 135S–137S.

[33] Enshell–Seijffers D, Lindon C, Kashiwagi M, et al. beta–catenin activity in the dermal papilla regulates morphogenesis and regeneration of hair [J] . Dev Cell, 2010, 18 (4) : 633–642.

[34] Kwack M H, Kang B M, Kim M K, et al. Minoxidil activates β –catenin pathway in human dermal papilla cells: a possible explanation for its anagen prolongation effect [J] . J Dermatol Sci, 2011, 62 (3) : 154–159.

[35] Shapiro J. Safety of topical minoxidil solution: a one year, prospective study [J] . J Cutan Med Surg, 2003,(7) : 322–329.

[36] Dawber R P, Rundegren J. Hypertrichosis in females applying minoxidil topical solution and in normal controls [J] . J Eur Acad

Dermatol Venereol, 2003, (17) : 271–275.

［37］Peluso A M, Misciali C, Vincenzi C, et al. Diffuse hypertrichosis during treatment with 5% topical minoxidil ［J］. Br J Dermatol, 1997, 136 (1) : 118–120.

［38］Saraswat A, Kumar B. Minoxidil vs finasteride in the treatment of men with androgenetic alopecia ［J］. Arch Dermatol, 2003, 139 (9) : 1219–1221.

［39］Khandpur S, Suman M, Reddy B S. Comparative efficacy of various treatment regimens for androgenetic alopecia in men ［J］. J Dermatol, 2002, 29 (8) : 489–498.

［40］Friedman E S, Friedman P M, Cohen D E, et al. Allergic contact dermatitis to topical minoxidil solution: etiology and treatment ［J］. J Am Acad Dermatol, 2002, 46 (2) : 309–312.

［41］Wang W, Chen L, Huang X, et al. Preparation and characterization of minoxidil loaded nanostructured lipid carriers ［J］. AAPS Pharm SciTech, 2017, 18 (2) : 509–516.

［42］Matos B N, Reis T A, Gratieri T, et al. Chitosan nanoparticles for targeting and sustaining minoxidil sulphate delivery to hair follicles ［J］. Int J Bio Macromol, 2015, 75: 225–229.

［43］Fiedler–Weiss V C, West D P, Buys C M, et al. Topical minoxidil dose–response effect in alopecia areata［J］. Arch Dermatol, 1986, 122(2): 180–182.

［44］Fransway A F, Muller S A. 3 percent topical minoxidil compared with placebo for the treatment of chronic severe alopecia areata ［J］. Cutis, 1988, 41 (6) : 431–435.

［45］Duvic M, Lemak N A, Valero V, et al. A randomized trial of minoxidil in chemotherapy induced alopecia［J］. J Am Acad Dermatol, 1996, 35（1）: 74–78.

［46］Rodriguez R, Machiavelli M, Leone B, et al. Minoxidil（Mx）as a prophylaxis of doxorubicin–induced alopecia［J］. Ann Oncol, 1994, 5: 769–770.

［47］Serafini P, Lobo RA. The effects of spironolactone on adrenal steroidogenesis in hirsute women［J］. Fertil Steril, 1985, 44（5）: 595–599.

［48］Vierhapper H, Maier H, Nowotny P, et al. Production rates of testosterone and of dihydrotestosterone in female pattern hair loss［J］. Metabolism, 2003, 52（7）: 927–929.

［49］Camacho–Martinez F M. Hair loss in women［J］. Semin Cutan Med Surg, 2009, 28（1）: 19–32.

［50］Karrer–Voegeli S, Rey F, Reymond MJ, et al. Androgen dependence of hirsutism, acne, and alopecia in women: retrospective analysis of 228 patients investigated for hyperandrogenism［J］. Medicine （Baltimore）, 2009, 88（1）: 32–45.

［51］Varothai S, Bergfeld W F. Androgenetic alopecia: an evidence-based treatment update［J］. Am J Clin Dermatol, 2014, 15（3）: 217–230.

［52］Kucerova R, Bienova M, Novotny R, et al. Current therapies of female androgenetic alopecia and use of fluridil, a novel topical antiandrogen［J］. Scr Med（Brno）, 2006, 79（1）: 35–48.

［53］Lume-Peytavi U, L nnfors S, Hillmann K, et al. A randomized double blind placebo-controlled pilot study to assess the efficacy of a 24 week topical treatment by latanoprost 0.1% on hair growth and pigmentation in healthy volunteers with androgenetic alopecia [J] . J Am Acad Dermatol, 2012, 66 (5) : 794-800.

[54] Hugo Perez BS. Ketoconazole as an adjunct to finasteride in the treatment of androgenetic alopecia in men [J] . Med Hypotheses, 2004, 62 (2) : 112-115.

[55] Inui S, Itami S. Reversal of androgenic alopecia by topical ketoconzole: relevance of anti-androgenic activity [J] . J Dermatol Sci, 2007, 45 (1) : 66-68.

[56] Fischer T W, Trüeb R M, Hnggi G, et al. Topical melatonin for treatment of androgenetic alopecia [J] . Int J Trichology, 2012, 4 (4) : 236-245.

[57] Gentile P, Garcovich S, Bielli A, et al. The effect of Platelet-Rich plasma in hair regrowth: a randomized placebo-controlled trial [J] . Stem Cells Transl Med, 2015, 4 (11) : 1317-1323.

[58] Botchkarev V A, Kishimoto J. Molecular control of epithelial-mesenchymal interactions during hair follicle cycling [J] . J Investig Dermatol Symp Proc, 2003, 8 (1) : 46-55.

[59] Zhang B, Zhang R W, Yin X Q, et al. Inhibitory activities of some traditional Chinese herbs against testosterone 5 alpha-reductase and effects of Cacumen platycladi on hair regrowth in testosterone-treated mice [J] . J Ethnopharmacol, 2016, 17 (11) : 1-9.

[60] Murata K, Noguchi K, Kondo M, et al. Promotion of hair growth by Rosmarinus officinalis leaf extract [J] . Phytother Res, 2013, 27 (2) :

212-217.

［61］Shin H S, Park S Y, Song H G, et al. The Androgenic Alopecia Protective Effects of Forsythiaside-A and the Molecular Regulation in a Mouse Model［J］. Photother Res, 2015, 29（6）: 870-876.

［62］Kwon O S, Han J H, Yoo H G, et al. Human hair growth enhancement in vitro by green tea epigallocatechin-3-gallate（EGCG）［J］. Phytomedicine, 2007, 14（7-8）, 551-555.

［63］Monti D, Tampucci S, Burgalassi S, et al. Topical formulations containing finasteride. part I: in vitro permeation/ penetration study and in vivo pharmacokinetics in hairless rat［J］. J Pharm Sci, 2014, 103（8）: 2307-2314.

［64］要辉, 纪万里, 白育庭. 复方米诺地尔凝胶剂的制备及质量控制研究［J］. 中南药学, 2016,（3）: 270-273.

［65］Rao Y F, Zheng F Y, Liang X G, et al. Penetration profile and human cadaver skin distribution of finasteride from vesicular nanocarriers［J］. Drug Deliv, 2015, 22（8）: 1003-1009.

［66］Gomes M J, Martins S, Ferreira D, et al. Lipid nanoparticles for topical and transdermal application for alopecia treatment: development, physicochemical characterization, and in vitro release and penetration studies［J］. Int J Nanomed, 2014,（9）: 1231-1242.

［67］Caon T, Porto L C, Granada A, et al. Chitosan-decorated polystyrene-b-poly（acrylic acid）polymersomes as novel carriers for topical delivery of finasteride［J］. Eur J Pharm Sci, 2014, 52: 165-172.

［68］李广志, 吴志华. 系统应用皮质类固醇治疗重症斑秃［J］. 国外医学皮肤性病学分册, 1999, 25（4）: 242.

［69］何慧英.长效皮质激素局部注射治疗斑秃 60 例［J］.中国药业，2001（4）：36.

［70］尹璐，王恩波，富彦财，等.纳晶微针的促渗透作用及安全性实验研究［J］.临床军医杂志，2015，43（4）：339-341.

［71］Lee T S, Minton T J. An update on hair restoration therapy［J］. Curt Opin Otolaryngol Head Neck Surg, 2009, 1（7）: 287-294.

［72］Rose PT. The latest innovations in hair transplantation［J］. Facial Plastsurgy, 2011, 27（4）: 366-277.

［73］Mendes-Bastos P, Camps-Fresneda A. Hair transplantation for frontal fibrosing alopecia: part of the solution［J］. Actas Dermosifiliogr, 2016, 107（1）: 3-4.

［74］Gupta A K, Mays R R, Dotzert M S, et al. Efficacy of non-surgical treatments for androgenetic alopecia: a systematic review and network meta-analysis［J］. J Eur A-cad Dermatol Venereol, 2018, 32（12）: 2112-2125.

［75］陆富永，明海霞，刘懿，等.复方甘草酸苷联合光化学疗法治疗斑秃 30 例疗效观察［J］.中国皮肤性病学杂志，2011，25（2）：163-164.

第四章

中医治疗脱发

第一节　脱发的中医病因病机认识

　　头发是人体健美的重要标志之一，祖国医学对脱发早有认识，且论述颇多，最早关于脱发的记载始于《黄帝内经》，称之为毛拔、发落、发坠。脱发症，属于中医"斑秃""油风"等病范围，古代医籍中对脱发均有记载。明代陈实功的《外科正宗》说："油风乃血虚不能随气荣养肌肤，故毛发根空，脱落成片，皮肤光亮，痒如虫行，此皆风热乘虚攻注而然。"以上皆说明毛发的生长有赖于气、血、精。《外科真诠》曰："白屑风初生发内……燥痒日久，飞去白屑，脱去又生，由肌热当风，风邪侵入毛孔，郁久燥血，肌肤失养，化成燥证也。"肺喜湿润，久燥伤肺，导致毛发枯槁憔悴，乃至脱落。《医碥·须发》曰："年少发白早脱或头起白屑者，血热太过也。"素体血热，复感风邪，以致腠里不固，毛窍张开，风热之邪乘虚而入，日久化燥伤阴，阴血不能上潮颠顶荣养毛发，则毛根干涸发焦脱落。《血证论·瘀血》曰："瘀血在上焦，或发脱不生。"《医林改错·通窍活血汤所治之症目》云："皮里肉外血瘀，阻塞血络，新血不能养发，故发脱落。"情志抑郁，肝失疏泄，气血运行不畅，久则气滞血瘀，或因"久病入络"，瘀阻毛窍，血不能上荣发根，故致脱发。《诸病源候论》为隋代巢元方等撰于大业六年（610年），为我国第一部论述各种疾病病因、病机和证候之专著。在《诸病源候论·卷之二十七·毛发病诸候》之三白发候中说："足少阴肾之经也，肾主骨髓，其华在发。若血气盛，则肾气强，肾气强，则骨髓充满，故发润而黑；若血气虚，则肾气弱，肾气弱，则骨髓枯竭，故发变白也。"若禀赋不足，思虑过度，劳伤肝肾，精血亏虚，则发失濡养，发枯而脱。从各种古籍记载中，可以明显看出毛发的生长荣枯与脏腑、气血的关系密切。

参照中医古籍记载，并根据临床治疗经验，中医各家依据自己对脱发机制理解的不同而各持己见。临床上脱发的辨证分型较多，用药也不尽相同，但脱发的辨证始终围绕着以气血为本，以五脏相关展开，基本可归纳为从脏论治和从气血论治。

一、脏器

（一）肾

崔玉衡等主张肾脏理论，认为肾精亏损、皮毛失养是脱发的主要原因。头发为肾之外候，《素问·六节藏象论》曰"肾者，主蛰，封藏之本，精之处也，其华在发"，《素问·上古天真论》曰"（丈夫）五八，肾气衰，发堕齿槁"，由于先天禀赋不足或房劳过度，久病损耗均可使肾精亏虚，头发干枯而脱落。

（二）肝

张苍等提出脂溢性脱发应当从肝论治，脂溢性脱发以毛发变动为其特征，风主变动。《素问·阴阳应象大论》曰："东方生风，风生木，木生肝。"风与春气相应，毛发生长为风生万物之象，风属肝，因此认为脂溢性脱发病位在肝，病机为肝失疏泄、风邪上扰、风湿搏结。

（三）肺

曹毅等提出脱发与肺脏息息相关。《素问·痿论》指出："肺主身之皮毛。"肺主一身之气，由于宣发、肃降是肺脏最基本的生理功能，气血皆通过肺气进行宣发肃降，当肺气充足，宣发肃降功能正常，气血如注，上达颠顶，则毛发充盛。《灵枢·经脉》云："手太阴气绝，则皮毛焦……皮毛焦则津液去皮节，津液去皮节者则爪枯毛折，毛折者毛先死。"肺气虚弱，肌肤失养，则毛发枯槁、脱发。

（四）脾

姚琴等认为脱发与脾失健运相关。脾主运化与吸收，人体清阳之气升于脑，津液之泽荣于脑，都靠脾的作用。当脾的运化功能旺盛时，头发得到充分滋养而生长旺盛。若脾失健运，气血生化不足，则发失所养，就会枯槁、脱落，或因思虑伤脾，水湿不化蕴生湿热，循经上蒸颠顶，侵蚀发根，导致头皮黏腻，头发脱落。

二、气、血

历代医家对脱发病机的论述颇多，但无定论。前面重点描述了医家认为脱发病变在毛发，与五脏有很大关系。气血的充盈和条达是脏腑发挥正常生理功能的基础。《灵枢·阴阳二十五人》曰："血气皆少则无毛，有则稀枯悴。"《素问·至真要大论》曰："疏其血气，令其调达，而致和平。"可见气血的异常变化可通过影响脏腑进而影响毛发。

（一）从气论病因

《类经·摄生类》说："人之有生，全赖此气。"气是构成人体和维持人体生命活动最基本的物质。肾中精气的盛衰决定着毛发的生长与荣枯，肺气的宣发发挥濡养和温煦作用。气充足，调动肺、肾之气，增强肺、肾功能，为毛发生长提供养分。《医贯》说："大凡形制之失宜，莫不由气行之失序。"脱发即是气行失序的表现，气之不顺，肝脏郁结、肺脏湿热痰浊等阻滞，气血不得输布于头顶，毛发失去濡养而脱发。

（二）从血论病因

血行于脉中、循环全身，富有滋润和营养作用，为生命活动提供营养物质。毛发的荣枯亦有赖于血的濡养。血液充盈则须发美；血虚则发失所养而易脱落；血热则生风，风动而发易落；血瘀则瘀阻发根，发无所养而脱落而不易再生。

肝藏血，具有贮藏血液和调节血量的作用。"发为血之余，血旺则发荣，血虚则发枯。"其次，血的通畅也影响毛囊的生长和毛发的润泽。清代王清任亦有"瘀血脱发"之说。

三、营、卫

营、卫均来源于中焦，并靠肺的宣发肃降实现"熏肤，充身，泽毛"之目的。白亚平认为营、卫气不足，肺失宣降，或卫阳过胜，营阴不足，使营卫失衡，或营气充足，卫气虚弱，卫气不能固摄营阴，营阴外泄可致脱发，故治疗应益卫敛营，运行营卫。

四、痰、湿

（一）从痰论病因

何养宁认为痰瘀是导致早秃的主要因素。痰瘀为病，随气升降，无处不到，可以引起诸多病证。在早秃中，其机制是痹阻经络，阻滞毛窍，影响头发再生。张景岳云："凡经络之痰，盖即津血之所化也……津凝血败，皆化痰耳。"痰瘀分为早期、中期及晚期。早期是痰瘀痹阻经络，郁而生热生风，或致湿化浊，或失濡生燥。中期则痰瘀胶着，毛窍闭塞，瘀血化燥。后期为久病入络，并未深入，头皮萎缩，头顶裸露。

（二）从湿论病因

倪诚教授认为脂溢性脱发患者发病前以湿热体质居多，通常这些患者发病前即有额头、面部发油光亮，或有口干口苦、心烦易怒，或大便黏滞不畅、小便短赤，舌红、苔黄腻、脉滑数等符合湿热体质的总体特征。张景岳在《类经·标本类》中云："病之先受者为本，病之后变者为标。生于本者，言受病之原根；生于标者，言目前之多变也。"湿热体质为病变之根本，瘀浊蛀蚀毛发贯穿发蛀的整个过程，即湿热上行熏蒸于头皮部，日久易生浊邪入络，伏于血分，可变为"血虚风燥、血热风燥、肝肾亏虚"等病变之"标"的体现，这也为脂溢性脱发的治疗提供了理论依据。

第二节　中医治疗脱发的中成药及经典方剂

一、中成药

（一）生发丸

成分：制何首乌、补骨脂（盐制）、牛膝、当归、茯苓、枸杞子、菟丝子（盐制）、墨旱莲、女贞子、桑椹、黑芝麻、熟地黄、桑寄生、沙苑子、蛇床子、紫河车、骨碎补、黄精（制）、黄芪、五味子、灵芝、生地黄、侧柏叶、苦参、山楂。辅料为蜂蜜。

功能主治：填精补血，补肝滋肾，乌须黑发。用于肝肾不足所致须发早白，头发稀疏、干枯，斑秃脱发。

（二）益肾乌发口服液

成分：何首乌（黑豆酒炙）、当归、补骨脂（加黑芝麻

5g 炒）、枸杞子、沙苑子、茯苓、牛膝。辅料为蜂蜜、蔗糖、防腐剂（苯甲酸钠）。

功能主治：补肝肾，乌须发。用于肝肾两虚引起的须发脱落、早白。

（三）养血生发胶囊

成分：熟地黄、制何首乌、当归、川芎、白芍、菟丝子、天麻、木瓜、羌活。

功能主治：养血祛风、益肾填精。用于血虚风盛、肾精不足所致的脱发。症见毛发松动或呈稀疏状脱落，毛发干燥或油腻，头皮瘙痒，或斑秃、全秃、脂溢性脱发与病后、产后脱发见上述证候者。

（四）除脂生发片

成分：当归、牡丹皮、川芎、白鲜皮、蝉蜕、生地黄、苦参、地肤子、防风、制何首乌、荆芥、僵蚕（麸炒）、蜈蚣。

功能主治：滋阴，养血，祛风，活络，止痒，除油脂。用于脂溢性脱发，头皮瘙痒，落屑，油脂分泌过多。

（五）六味防脱生发酊

成分：大黄、苦参、何首乌、当归、黄芪、薄荷。

功能主治：养血活血，祛风生发。对气血失和、化燥生风而引起的头屑增多、瘙痒症状有一定缓解作用。

（六）复方斯亚旦生发酊

成分：黑种草子、桃仁、石榴子。辅料为乙醇。

功能主治：育发，润发，固发。用于秃发、斑秃、脂溢性脱发及其他不明原因的脱发。

（七）参归生发酊

成分：人参、当归、冬虫夏草、骨碎补、丹参、红花、侧柏叶、丁香、何首乌。

功能主治：养血活血，固表祛风。适用于脂溢性脱发、斑秃、普秃。

（八）健脾除湿汤

成分：枇杷、生扁豆、山药、芡实、枳壳、萆薢、黄柏、白术、茯苓、大豆黄卷。

功能主治：健脾除湿利水。适用于亚急性慢性湿疹、盘状湿疹、阴囊潮湿、下肢溃疡、女阴溃疡、糜烂性龟头炎以及脂溢性脱发等。

二、经典方剂

（一）七宝美髯丹

来源：《医方集解》。

组成：何首乌、茯苓、牛膝、当归、枸杞子、菟丝子、补骨脂。

功效：用于肾水亏损、气血不足所致的须发早白，牙齿松动，梦遗滑精，筋骨无力等证。有滋补肝肾、填精养血之功。须发者，血之余，肾之华也。肾主藏精，肝主藏血，精血充足则须发乌黑。服本方后，能使肝肾得补，精血充足，发乌髯美，神悦体健。

（二）人参养荣丸

来源：《太平惠民和剂局方》。

组成：人参、肉桂、五味子各 60g，白芍、黄芪、白术、茯苓、当归各 240g，熟地黄 280g，陈皮、甘草、远志各 160g。

功效：补中益气、调和荣卫。

（三）祛湿健发汤

来源：《赵炳南临床经验集》。

组成：炒白术 15g，猪苓 15g，萆薢 15g，首乌藤 15g，白鲜皮 15g，车前子 9g（包），川芎 9g，泽泻 9g，桑椹 9g，赤石脂 12g，生地黄 12g，熟地黄 12g。

功用：健脾祛湿，滋阴固肾，乌须健发。

（四）苣胜子方

来源：赵炳南方。

组成：苣胜子 9g，黑芝麻 9g，桑椹 9g，川芎 9g，酒当归 9g，甘草 9g，菟丝子 12g，何首乌 12g，白芍 12g，炒白术 15g，木瓜 6g。

功效：滋阴补血，乌须生发。

（五）归脾汤

来源:《济生方》。

组成:白术 3g，当归 3g，白茯苓 3g，黄芪 3g（炒），龙眼肉 3g，远志 3g，酸枣仁 3g（炒），木香 1.5g，甘草 1g（炙），人参 3g。

功效:养血安神，补心益脾，调经。用于因肝火上炎或心神不定引起的脱发，伴有头晕、耳鸣、心烦或失眠等。

（六）通窍活血汤

来源:《医林改错》。

组成:赤芍 3g，川芎 3g，桃仁 9g（研泥），红枣 7 个（去核），红花 9g，老葱 3 根（切碎），鲜姜 9g（切碎），麝香 0.15g（绢包）。

功效:活血化瘀，通窍活络。用于血瘀所致的斑秃、酒渣鼻、荨麻疹、白癜风、油风等。

（七）萆薢分清饮

来源:《丹溪心法》。

组成:川萆薢 12g，乌药 10g，益智仁 6g，石菖蒲 6g，食盐 1.5g（一方加茯苓、甘草）。

功效:温肾化气，祛浊分清。

（八）六味地黄丸

来源:《小儿药证直诀》。

组成：熟地黄 24g，山茱萸 12g，干山药 12g，泽泻 10g，茯苓 10g，牡丹皮 10g。

功效：滋阴补肾。用于因肾阴不足引起的脱发，可伴有腰膝酸软、眩晕、耳鸣、遗精等。

（九）知柏地黄丸

来源：《医宗金鉴》。

组成：熟地黄、山茱萸、山药、泽泻、牡丹皮、茯苓、知母、黄柏。

功效：滋阴泻火。用于因阴虚火旺引起的脱发，可伴有头晕耳鸣、口干咽燥等。

（十）肾气丸

来源：《金匮要略》。

组成：生地黄 240g，山药 120g，山茱萸 120g，泽泻 90g，茯苓 90g，牡丹皮 90g，桂枝 30g，炮附子 30g。

功效：温补肾阳。用于因肾阳不足引起的脱发，可伴有腰膝冷痛、少腹拘急、小便不利或夜间尿频等。

（十一）五子衍宗丸

来源：《丹溪心法》。

组成：枸杞子 240g，菟丝子 240g，五味子 30g，覆盆子 120g，车前子 60g。

功效：补肾固精。用于因肾气不足引起的脱发，可伴有阳痿早泄等。

第三节　临床中医治疗脱发经验方精选

中医治疗脱发经验丰富，各名医大家针对不同脱发分型均有独特的治疗方法，且临床效果显著。下文将对2010—2020年临床特色经验方进行总结，用于脱发的防治。

（一）魏跃钢治疗脂溢性脱发方

提出人：魏跃钢，江苏省中医院皮肤科主任医师，南京中医药大学教授、博士研究生导师，从事医疗、教学及科研工作近30年，临床经验丰富。其治疗脂溢性脱发，思路独特，方药配伍精当，临床疗效显著。

组成：龙胆草5g，黄芩10g，栀子10g，泽泻10g，生大黄5g（后下），车前子10g（包煎），石菖蒲10g，钩藤10g（后下），六一散10g（包煎）。每日1剂，水煎取汁400mL，分早晚2次服。

理论：龙胆泻肝汤加减方中龙胆草、黄芩、栀子泻火除湿；泽泻、车前子、石菖蒲健脾清热化湿；生大黄、六一散增强泻热除湿之力；钩藤平肝息风。该方健脾泻肝用于湿热郁结型脱发。

适应证：湿热郁结型脂溢性脱发。

来源：任芳.魏跃钢辨证治疗脂溢性脱发验案3则［J］.河北中医，2011，33（8）：1125.

（二）张珍玉治疗脱发方

提出人：张珍玉，山东中医药大学终身教授、博士生导师，我国著名中医学家，第一批国家级名老中医，是入选"十五"国家科技攻关计划项目"名老中医学术思想、经验传承研究"课题的全国百名中医专家之一。

组成：黄芪益气汤加减。黄芪 20g，党参 15g，当归 9g，炒白芍 9g，炒白术 9g，桂枝 6g，桔梗 6g，茯苓 9g，炙甘草 3g。水煎服 20 剂，日 1 剂。

理论："皮肤坚而毛发长。"本方以《灵枢·经脉》的理论为临床指导，独辟蹊径，首次提出"脱发治脾肺"之理论。

适应证：脾虚肝郁，湿热内扰引起的脱发。

来源：刘燕，张庆祥，刘明. 从肺脾论治脱发验案分析 [J]. 山东中医杂志，2015，34（2）：143-144.

（三）宋立群治疗脱发经验方

提出人：宋立群，主任医师，教授，黑龙江中医药大学中医内科教研室副主任，医学博士，药学博士后，博士研究生导师，全国优秀中医临床人才。

组成：黄芪 30g，焦白术 15g，熟地黄 15g，覆盆子 15g，女贞子 20g。

理论：肝藏血，肾藏精，精血足则发荣。故本方重用补肝益肾药以生发。睡眠不良者，则耗气伤血，气血不充，则易导致发脱，针对眠差者并用安神药。

适应证：肾气不足引起的脱发。

来源：伊海玥.浅谈宋立群教授治疗脱发经验［J］.黑龙江中医药，2013，（6）：41-42.

（四）郎世平治疗脱发方

提出人：郎世平，广州中医药大学第三临床医学院副主任医师。毕业于广州中医药大学，从事临床医疗工作近30年，擅长中西医结合诊治心脑血管疾病、咳喘、胃炎、颈椎病、腰腿痛、脱发、过敏性皮炎等。

组成：玉屏风散合二至丸加减。黄芪30g，白术15g，防风15g，党参15g，茯苓15g，女贞子20g，墨旱莲20g，制首乌15g，山茱萸15g，桑椹15g，当归20g，生地黄20g，侧柏叶10g。每日1剂，水煎早晚分服。

理论：肾藏精，精血同源，精血互生，精足则血旺，发为血之余，毛发的生长与脱落、润泽与枯槁均与肾精盛衰、营血盈亏密切相关，故发由血滋养，但其生机实根源于肾气。

适应证：脂溢性脱发。

来源：谢平金，林勇凯，林焕腾.扶正益气法治疗脱发兼自汗验案1则［J］.国医论坛，2014，29（1）：32.

（五）防风通圣汤

提出人：高永祥，1993年获国务院政府特殊津贴，曾任黑龙江省中医研究院主任医师，黑龙江省新药评审委员会委员，从医60余载，专治各种疑难杂症。

组成：防风15g，麻黄6g，荆芥15g，连翘20g，薄

荷 10g，川芎 20g，当归 20g，炒白芍 20g，栀子 15g，大黄
10g，芒硝 10g，石膏 15g，黄芩 15g，桔梗 15g，滑石 15g，
甘草 15g。每日 1 剂，水煎服，早晚分服。

理论：针对外有邪、内有实热、表里三焦俱实之证而
设，具有表里和解、上中下分消之功。此方汗而不伤表，清
而不伤里，达到疏风解表、凉血解毒、泻热通便之效，解表
攻里，清泻上中下三焦热邪，给邪以出路，兼以养血化瘀达
到治疗目的。

适应证：脂溢性脱发。

来源：尚国旗，郭春风，刘丽敏 . 高永祥教授运用防风
通圣汤治疗脂溢性脱发验案［J］. 中医药信息,2013,30（5）：
84-86.

（六）萆薢分清饮加减方

提出人：梁苹茂，男，主任医师，教授，天津中医药大
学第一附属医院内分泌科副主任，硕士研究生导师，天津市
内分泌学会委员，天津市中西医结合学会糖尿病专业委员会
委员，从医 20 余年，长期从事中医、中西医结合治疗内分
泌系统疾病的临床、科研和教学工作。

组成：萆薢 20g，石菖蒲 20g，土茯苓 20g，荆芥 10g，
防风 10g，当归 20g，阿胶 10g，玫瑰花 10g，白鲜皮 20g，
枸杞子 20g，桑椹 20g，金银花 20g。

理论：萆薢分清饮合荆防四物汤加减，祛湿化浊，养血
祛风。

适应证：脂溢性脱发。

来源：李雯，梁苹茂．梁苹茂运用萆薢分清饮加减治疗脂溢性脱发验案 2 则［J］．湖南中医杂志，2015，31（11）：121-122.

（七）七宝美髯丹加减方

提出人：王有贵，解放军 253 医院中医科主任，北京军内中医专业委员会主任委员、硕士生导师。

组成：制何首乌 18g，茯苓 12g，怀牛膝 12g，当归 15g，熟地黄 12g，枸杞子 10g，女贞子 18g，桑椹 18g，菟丝子 15g，侧柏叶 10g，丹参 15g，黄芪 15g，黄芩 12g。每日 1 剂，早晚各半。

理论：养血、滋补肝肾是治疗脱发的关键所在。制何首乌、怀牛膝、当归、熟地黄、枸杞子、女贞子、桑椹、菟丝子有养血益精补肾作用，是治疗脱发的常用药物。现代中药药理研究显示：丹参和黄芪都能加强毛发营养促进毛发再生，具有明显的雌激素样作用；何首乌、女贞子煎剂能在一定程度上抑制毛囊细胞凋亡，使生长期毛囊延缓进入退缩期；侧柏叶中总黄酮成分的药理作用主要在于激活毛母细胞和促进血液循环，使生长能力衰退的毛囊复活，促进血液循环、补充营养成分而发挥养发、生发的作用；方中反佐黄芩，抑制总体药性偏热。诸药合用共奏生发养发之功。

适应证：脂溢性脱发、斑秃。

来源：王有贵．七宝美髯丹加减治疗脱发 108 例临床观察［J］．内蒙古中医药，2013，（21）：64-65.

（八）吉海旺治疗脱发方

提出人：吉海旺，陕西省人民医院中医科主任，主任医师，中华中医药学会风湿病分会常务委员，从事中医工作30余年，有着精深的理论造诣和丰富的临床经验，对脱发的治疗有独到的见解。

组成：柴胡15g，枳壳15g，栀子9g，牡丹皮9g，当归15g，白芍12g，白术12g，郁金15g，珍珠母20g，防风9g，菊花9g，炙甘草6g。水煎服，每日1剂，配合生姜片外擦患处。

理论：情志不遂，肝木乘脾土，脾之运化失职，气血生化无源而致发失所养。情志抑郁化火，故见烦躁易怒、口苦、失眠多梦等，故用柴胡疏肝解郁；当归、白芍养血柔肝；枳壳、郁金行气解郁，凉血清心；白术健脾补气，使运化有权，气血有源；牡丹皮、栀子凉血泻火；防风、菊花祛风；炙甘草益气补中，缓肝之急，且能调和诸药。诸药配伍，共奏疏肝解郁、健脾养血、凉血祛风之效。

适应证：斑秃。

来源：衣蕾，雷媛琳.吉海旺教授治疗脱发经验［J］.世界中西医结合杂志，2010，5（6）：478-480.

（九）血府逐瘀汤加减方

提出人：雷国奇，武汉市汉口医院中医科医师，硕士研究生，先后师从仙桃市中医儿科名医陈友时、湖北中医药大学伤寒名家李家庚、国家级名老中医苏中德，对儿科常见病及多发病、内科、妇科疑难杂症以及各种亚健康疾病有丰富的诊疗经验。

组成：当归20g，熟地黄20g，桃仁20g，红花10g，炙甘草10g，枳壳10g，赤芍10g，柴胡10g，川芎10g，桔梗10g，川牛膝15g，黑附片10g，干姜15g，补骨脂20g，何首乌20g。水煎取汁分2次服，每日1剂。

理论：肝藏血，肾藏精，肝肾同源。发为血之余。历代医家责脱发为血虚、肝肾不足。方中桃红四物汤活血化瘀而养血，四逆散行气和血而疏肝、调气机、行气血。诸药合用，可改善毛囊血供，促进毛发生长。

适应证：斑秃。

来源：雷国奇.血府逐瘀汤治疗脱发2例［J］.光明中医，2012，27（9）：1880–1881.

（十）中药内服外洗方

提出人：王素萍，河南省中医药研究院附属医院。

组成：黄芩10g，龙胆草40g，炒白术15g，桔梗10g，茯苓20g，陈皮10g，薏苡仁30g，橘络10g，车前草10g，白鲜皮10g，川芎10g，丹参10g，郁金10g，石菖蒲10g，焦山楂15g。水煎服，1天1剂，分早晚2次口服。连服2个月为1个疗程。

厚朴40g，蔓荆子40g，白芷40g。煎水外洗头部，浸湿后用毛巾包裹头部30分钟，然后再清洗干净，每2日1次。

理论：中药内服方中黄芩清热燥湿；龙胆草清热泻火，

除湿；炒白术补气健脾，燥湿利水，止汗；桔梗补气，同时引药上行；茯苓、薏苡仁健脾除湿，利水渗湿；陈皮理气健脾；橘络宣通经络，行气化痰；车前草、白鲜皮利水渗湿，清肺化痰；川芎、丹参、郁金活血化瘀，行气解郁；石菖蒲开窍宁神，化湿和胃；焦山楂消食化积，活血散瘀。诸药合用，补气健脾，除湿化痰，活血化瘀，使湿热型脂溢性脱发患者痰瘀尽去，则毛发自生。

适应证：脂溢性脱发。

来源：王素萍.中药内服外洗治疗湿热型脂溢性脱发50例［J］.中医研究，2014，27（10）：38-39.

（十一）中药汤剂配合米诺地尔

提出人：莫令君，深圳市龙岗中心医院皮肤性病科副主任医师，从事皮肤性病专业临床及教学工作23年，积累了丰富的临床经验，擅长运用中医辨证施治理论治疗皮肤常见病、多发病及一些疑难病。

组成：制何首乌、薏苡仁、白花蛇舌草各30g，皂角刺、侧柏叶、墨旱莲各15g，茯苓、栀子、生地黄、桑椹、山楂、木瓜各10g，龙胆草、甘草各6g。每日以水煎煮，分为早晚2次温服，30剂为一个疗程，连续服药一个疗程。联合米诺地尔外用。对于伴有失眠者加用柏子仁10g，对于伴有大便干结者加用白芍15g，对于明显口渴者加用麦冬10g。

理论：方中何首乌为君药，具有固精益肾、养血益肝以及生发乌发之功效，可补益先天之本。墨旱莲、桑椹等具有滋补肝肾以及益精生发之功效，并可有效调节患者的肝肾功能；侧柏叶可乌须发，共为臣药。佐以木瓜祛风通络。白花蛇舌草清热利湿，薏苡仁清热健脾利湿，皂角刺为活血良药，龙胆草具有清热燥湿及泻火功效，山楂可化滞行瘀，茯苓可益脾和胃并利水渗湿，栀子、地黄可清热凉血。诸药合用，可起到健脾祛湿、凉血清热、补气养血、滋补肝肾、生发乌发之功效。

适应证：脂溢性脱发。

来源：莫令君，郭节芳，李建清.中药汤剂配合米诺地尔酊治疗脂溢性脱发96例［J］.贵阳中医学院学报，2013，35（6）：123-124.

（十二）闵建强治疗脱发方

提出人：闵建强，浙江省桐乡市第一人民医院皮肤科主任，浙江省中西医结合学会医学美容专业委员会青年委员，擅长过敏性疾病如皮炎湿疹，病毒性疾病如水痘、病毒性疣，真菌性疾病如癣和性病的治疗，尤擅长治疗脱发、病毒性疣、白癜风等。

组成：制首乌30g，当归10g，熟地黄15g，鸡血藤15g，山药15g，菟丝子12g，桃仁6g，红花5g，丹参12g，川芎12g，五味子10g，酸枣仁10g，红枣6g，甘草6g。1天1剂，水煎400mL，分2次温服。

理论：本方中制首乌、当归、熟地黄、鸡血藤养血活血，桃仁、红花、丹参、川芎活血化瘀通络，山药、菟丝子滋补肝肾，五味子、酸枣仁宁心安神，红枣、甘草和胃益气。诸药合用，可降低血液黏稠度，增加血液流速及流量，改善微循环。

适应证：斑秃。

来源：闵建强，刘改荣，陆明，等.中药联合米诺地尔酊治疗斑秃疗效观察［J］.浙江中西医结合杂志，2013，23（10）：823-824.

（十三）楂曲首乌方

提出人：宋书仪，广东省深圳市南山区人民医院主任医师，广东岭南皮肤科流派主要传承人，加拿大麦吉尔大学全科医学访问学者，中国中医药促进会皮肤分会委员。

组成：山楂20g，神曲10g，首乌30g，丹参20g，川芎10g，侧柏叶30g，牡蛎20g，苍术10g，厚朴10g，陈皮15g，麦芽30g，山茱萸15g，柴胡10g，郁金20g，黄精10g，黄芪20g，甘草10g。口服并洗头。

理论：方中取味酸、甘之山楂与神曲同用以消食化积，行气祛脂；取苍术、厚朴、陈皮、麦芽以燥湿行气，运脾祛脂，在潮湿之地应用尤为有效。方中配伍丹参、川芎除血热，活血化瘀；蒲公英、茯苓、侧柏叶清气分实热，利湿止痒；柴胡、郁金疏解郁热；牡蛎潜阳安神，滋阴清热；并重用首乌、黄芪、黄精、山茱萸益气养血，滋肾生发；甘草调和诸药。全方功用清热除湿行气，固肾补血生发。

适应证：脂溢性脱发。

来源：宋书仪，肖瑞江，郭芙蓉，等.楂曲首乌方治疗脂溢性脱发临床观察［J］.现代中西医结合杂志，2011，20（27）：3418-3419.

（十四）祛脂活血生发汤联合梅花针

提出人：韩月，安徽省马鞍山市中医院主任医师，擅长中西医结合治疗痤疮、荨麻疹、黄褐斑、湿疹、脱发、带状疱疹、面部皮炎、汗疱疹、白癜风、银屑病等皮肤。

组成：桑白皮 10g，猪苓 10g，山楂 8g，蒲公英 30g，黄芪 15g，丹参 15g，制首乌 12g，沙苑子 10g，女贞子 10g，黄精 10g，生牡蛎 15g。每日 1 剂，文火煎煮 2 次，共取液 500mL，分 2 次服用。

配合梅花针治疗，先用 75% 酒精在脱发区消毒，然后均匀涂上本院制剂生发酊（主要成分有侧柏叶、花椒、桑白皮、丹参、骨碎补等），用梅花针均匀地轻轻叩刺脱发区，扣至局部皮肤发红微微渗血为佳。梅花针治疗隔日 1 次，每次 10 分钟，10 次为 1 个疗程。

若头发油腻且头屑较多者，加薏苡仁、茵陈以加强祛脂之效；若头发干燥，枯黄者，加熟地黄、鸡血藤以加强养血生发之效；若瘙痒较剧者，加苦参、白鲜皮以祛风止痒。

理论：气足可促血行而助毛发生，气足可固发防脱。临床用药多加用补气之圣药黄芪，因其补而不燥，可促血行以助新发生，同时可固发以防毛发脱落，另黄芪中的主要成分毛蕊异黄酮有拮抗雄激素的作用。女贞子、制首乌以填精养血。脱发患者的微量元素大多异常，如钙、铁、锌、锰、铜下降，制首乌、生牡蛎含有多种微量元素及多种氨基酸，能促进头发生长。配合外涂药物联合梅花针叩刺，以达到内外调治，使气血流畅，滋润毛发生长。

适应证：脂溢性脱发。

来源：韩月，林夏.祛脂活血生发汤联合梅花针治疗脂溢性脱发［J］.实用中西医结合临床，2011，11（4）：36-37.

（十五）中药内服联合米诺地尔溶液外用

提出人：吴晓永，副主任医师，医学学士，从事中西医结合治疗变态反应疾病和病毒感染性疾病的临床研究。

组成：何首乌15g，桑寄生15g，菟丝子15g，桑椹15g，枸杞子15g，熟地黄12g，黑芝麻30g，白芍20g，当归12g，川芎10g，羌活6g，石菖蒲10g，鸡血藤15g。每日1剂，分2次口服，10天为1个疗程，以3个疗程评定疗效。2% 米诺地尔溶液外用秃发区，每日2次，与中药内服同时进行。

血热者加生地黄、牡丹皮；肝郁者加香附、郁金；肾虚者加鹿角胶；失眠者加酸枣仁、合欢花；头皮瘙痒者加白鲜皮、白蒺藜；脾胃不和者加白术、陈皮、炙甘草、砂仁。

理论:《外科正宗》云："油风乃血虚不能随气荣养肌肤，故毛发根空，脱落成片，皮肤光亮。"故本病治则以滋补肝肾、养血活血为主。方中何首乌、桑寄生、菟丝子、桑椹、枸杞子、熟地黄、黑芝麻滋补肝肾，填精益髓；白芍、当归、川芎、丹参、鸡血藤养血活血；石菖蒲、羌活开窍祛风。全方共奏滋补肝肾、养血活血生发之功。

适应证：斑秃。

来源：吴晓永，汪青良.中药内服联合米诺地尔溶液

外用治疗斑秃临床疗效观察［J］.中国中医基础医学杂志，2010，16（9）：844-845.

（十六）江海燕治疗斑秃方

提出人：江海燕，中西医结合主任医师，教授，历任中华医学会皮肤性病学分会委员、中国光学学会激光医学专业委员会委员。

组成：女贞子15g，制何首乌15g，黄芪15g，当归10g，猪苓10g，生山楂10g，甘草10g。水煎服，每日1剂，1日3次。配合5%米诺地尔酊（蔓迪）外搽，1日2次。

理论：斑秃发病有免疫因素，女贞子、黄芪等有调节免疫的作用。心理因素（情志不调）虽不是斑秃发病的必要条件，但精神打击常是斑秃的诱发因素。因此，治疗斑秃时，若有精神紧张，则在基础方中加入柴胡、薄荷，失眠加五味子、酸枣仁、珍珠母，气滞血瘀加丹参、红花、川芎，均可协助基础方改善毛囊微循环。

适应证：斑秃。

来源：徐靖，张青叶，马晶晶.江海燕治疗脱发经验［J］.实用中医药杂志，2011，27（1）：44-45.

（十七）朱松毅治疗脂溢性脱发方

提出人：朱松毅，主任医师，上海市中医医院中医外科学术顾问。少时师从江南名医杜少谷，为杜氏中医外科第三代传人。从事中医外科临床工作70余载，于2011年被评选为上海市名中医。

组成：龙胆草 12g，泽泻 9g，生山楂 30g，生侧柏叶 30g，黄芩 15g，黄柏 12g，土茯苓 15g，茯苓 15g，白术 30g，制何首乌 30g，女贞子 15g，墨旱莲 15g，丹参 30g，蒲公英 30g，柴胡 12g，川芎 9g，郁金 9g，生山栀 15g。每日 1 剂，分两次口服。

理论：脂溢性脱发，多由肝肾阴阳失调，尤以肝肾阴虚为主。本方由六味地黄丸及八珍汤化裁而来，以党参、黄芪、茯苓、白术、制何首乌、女贞子、墨旱莲、丹参等为主药。上述诸药联合使用，达到补肾平肝、健脾益气、生血养发之作用。

适应证：脂溢性脱发。

来源：徐光耀，李萍，杨新伟，等. 朱松毅治疗脂溢性脱发经验［J］. 辽宁中医杂志，2015，42（10）：1865-1867.

（十八）钱秋海治疗脂溢性脱发方

提出人：钱秋海，医学博士，山东中医药大学附属医院内科副主任、内分泌科主任，二级教授，主任医师，山东省知名专家，山东省有突出贡献的中青年专家，中国百名杰出青年中医，山东省卫生厅专业技术拔尖人才，山东省高层次优秀中医临床人才优秀学科带头人，山东中医药大学附属医院十佳科技工作者。

组成：龙胆草 9g，栀子 12g，黄芩 9g，柴胡 9g，女贞子 20g，墨旱莲 20g，淫羊藿 45g，当归 30g，生地黄 30g，川芎 9g，枸杞子 20g，苦参 15g，白鲜皮 20g，桑椹 30g，桑叶 15g，桑枝 15g，乌药 30g，香附 20g，炙远志 20g，泽泻30g。水煎服，每日1剂，分2次服。

理论：脂溢性脱发的病机重点在肾，关键在肝胆，属于本虚标实之证。此病标在皮毛，本在脏腑，与肾、肝、胆、肺、脾、气血都有关系。治疗应从整体着眼，尤当以从肝胆经辨证治疗最为重要。本方大量应用清热利湿解毒之品，而辅以活血养血、滋补肝肾的药物，寒温并用，补泻兼施，用药精当，配伍严谨，故在临床上收到较好的疗效。

适应证：脂溢性脱发。

来源：朱万玲，朱保霖，孟小斐，等.钱秋海从肝胆经论治脂溢性脱发［J］.辽宁中医杂志，2014，41（10）：2053-2054.

（十九）治血祛风法治疗脂溢性脱发方

提出人：程益春，山东中医药大学附属医院主任医师，教授，博士研究生导师，全国第二、三批老中医师承制教育导师，国家新药审批委员会委员，从事中医内科临床工作30余载，积累了丰富的临床经验。

组成：金银花30g，连翘10g，桑叶10g，菊花15g，侧柏叶30g，桃仁15g，红花10g，制何首乌30g，生地黄15g，五味子10g，炒酸枣仁30g，甘草9g。水煎服，日1剂。

外洗剂以凉血活血、祛风止痒方剂（冰片3g，硼砂3g，川楝子10g，土茯苓30g，桑叶10g，侧柏叶30g，红花10g），水煎外洗，隔日1剂。

理论：脂溢性脱发与饮食、情志、禀赋有关，辨证当分虚实，早期以血热风燥、脾胃湿热多见，病久则多以肝肾不足为主，治疗以凉血消风、健脾祛湿、补益肝肾入手，注重治血，根据辨证行以凉血、补血、活血之法，尤其注重祛风、祛湿，效果显著。

适应证：脂溢性脱发。

来源：杨帅，赵泉霖.程益春教授治血祛风法治疗脂溢性脱发经验［J］.云南中医中药杂志，2014，35（9）：11–12.

（二十）郑伟达辨治脱发方

提出人：郑伟达，师从吕炳奎先生。在三十多年的医疗实践中，郑伟达教授注重整体治疗，讲究辨证论治，对肿瘤、肝硬化、风湿病、前列腺疾病、冠心病等疑难杂病有独特的治疗方法。

组成：何首乌30g，菟丝子10g，牛膝10g，补骨脂10g，熟地黄30g，当归10g，白芍15g，枸杞子15g，桑椹15g，黄芪30g，山茱萸10g。每日1剂，分3次服下。

理论：本方以七宝美髯丹、当归补血汤、六味地黄丸、四物汤加减为基础方，加桑椹而成。方中七宝美髯丹补肾水，益肝血，乌须发；当归补血汤补气生血；四物汤补血调血；六味地黄丸滋补肾阴；桑椹滋阴补血，治须发早白。全方仅11味药，集四名方而成，共奏补肝益肾、滋阴补血、乌须生发之功。

适应证：气血两虚型脱发。

来源：郑东京，许鑫，郑伟达.郑伟达从虚劳辨治脱

发经验探析［J］.世界中西医结合杂志，2014，9（10）：
1032-1034.

（二十一）加减除湿胃苓汤

提出人：侯慧先，黑龙江中医药大学附属第二医院主任
医师，硕士研究生导师，医学美容教研室主任，中华中医药
学会美容专业委员会委员，主要从事中医美容理论与临床研
究工作。

组成：苍术 10g，厚朴 15g，白术 10g，陈皮 10g，猪
苓 10g，泽泻 10g，茯苓 15g，薏苡仁 10g，防风 10g，牛
膝 10g，黄柏 10g，侧柏叶 10g，首乌藤 10g，墨旱莲 10g，
车前子 6g，甘草 6g。上方每日 1 剂，水煎分早晚 2 次饭后
温服。

瘙痒较甚者酌加白鲜皮、地肤子、徐长卿；气虚较甚者
酌加炙黄芪、党参；大便不爽者酌加枳壳、大黄；肝胆湿热
者酌加龙胆草、茵陈、虎杖；睡眠较差者，酌加合欢皮、远
志、茯神；月经不调者，酌加生地黄、当归、白芍、香附。

理论：本型脱发病多见素体脾胃虚弱，或忧思过度，或
饮食不节，嗜食肥甘厚味、辛辣刺激之物，或作息不慎，或
肝郁导致脾虚而湿热内蕴，上蒸于颠顶，导致发根受侵，以
至于发油腻、头屑增多、发脱落。治疗上以清热燥湿、健脾
利水、养血生发为法则。本方以《医宗金鉴》除湿胃苓汤为
基础方加减。白术、茯苓、薏苡仁健脾利湿，使湿从中化，
从而脾健，发有所养；猪苓、泽泻、车前子利水渗湿，使
湿从下而去；陈皮健脾行气宽中，使湿不郁于内；牛膝、黄

柏，清热燥湿；防风既疏风止痒又能胜湿；侧柏叶活血祛脂；首乌藤、墨旱莲养血生发；甘草既可健脾，又调和诸药。全方合用，共奏清热燥湿、祛脂健脾，养血生发之效。

适应证：脾虚湿热型脱发。

来源：侯慧先，王莹，蒋金艳，等.加减除湿胃苓汤治疗女性型脱发（脾虚湿热型）的临床疗效观察［J］.中医药信息，2016，33（6）：104-105.

（二十二）薏仁祛湿汤

提出人：杨海锋，宁波市象山县中医医院皮肤性病科主治医师，主要从事皮肤性病研究。

组成：茯苓、牡丹皮、泽兰、泽泻、石菖蒲、茵陈、木瓜、六一散各 10g，薏苡仁、生地黄、生侧柏叶、丹参、山楂各 15g。每日 1 剂，水煎服。30 天为 1 个疗程，共治疗 3个疗程。

头发油腻、湿热尤重者加决明子、白花蛇舌草；头皮瘙痒严重加苦参、地肤子、白鲜皮；头屑较多者加白芍、白蒺藜。

理论：薏苡仁清热利湿，健脾益胃，祛湿不伤正，为本方君药；茯苓、泽泻、泽兰、木瓜健脾利水，渗湿泄热；侧柏叶凉血止血，祛风利湿，生发乌发；滑石清热利湿；生地黄、牡丹皮清热凉血养阴，并防他药伤及阴津；丹参活血化瘀，养血安神；石菖蒲发散，行气行血；甘草调和诸药。诸药合用，共奏清热祛湿、健脾生发之效。

适应证：湿热蕴结证型雄激素性脱发，有效率为

85.0%。

来源：杨海锋.苡仁祛湿汤治疗湿热蕴结证雄激素性脱发疗效观察［J］.新中医，2016，48（10）：141-142.

（二十三）壮药固发美髯汤

提出人：钟江，广西中医药大学附属第一医院，副主任医师，副教授，长于运用中医、中西医结合方法治疗皮肤病、性传播疾病，尤其是对变态反应性疾病如湿疹、荨麻疹以及脱发、痤疮、银屑病等疾病的诊治有独到的经验。

组成：五指毛桃、菟丝子、制何首乌、金樱根、黄精、牛膝、补骨脂、茯苓、当归、枸杞子。

理论：本方为壮药，主药为五指毛桃、金樱根、制何首乌。其中五指毛桃健脾渗湿，益气血生化之源，使气血充盈，肾精充实，经络通畅，毛发得以濡养；金樱根味酸涩，可收敛固涩、补肾固精；制何首乌入肝肾，功能补益精血、补肝坚肾、涩精固气、乌须发、强筋骨。帮药为菟丝子、补骨脂，起到协同补益精血，助命火而暖丹田。公药为黄精、当归、枸杞子、牛膝。当归辛温以补血和血，黄精、枸杞子滋养肝肾，补益精血，精血同源，三味药物协同可使精血得生，肾精化血以荣养毛发；牛膝补益肝肾、强筋骨。母药为茯苓。诸药合用，与中医滋补肝肾、益精生发之法相切合，使毛发得以濡养，而发固不易脱落。

适应证：肝肾不足型复发性斑秃。

来源：钟江，吴志洪，黄涛，等.壮药固发美髯汤治疗肝肾不足型复发性斑秃35例临床观察［J］.中医杂志，

2016，57（20）：1768-1771.

（二十四）补肾益气养血方

提出人：李竞，浙江省宁波市鄞州人民医院。

组成：炒白芍、枸杞子各20g，熟地黄、当归、党参、炒白术、女贞子、菟丝子各15g，茯苓、制何首乌各10g，川芎、炙甘草各5g。每日1剂，水煎服，每次200mL，分早晚饭前温服，1个月为1个疗程。

理论：补肾益气养血方由八珍汤加女贞子、菟丝子、枸杞子、制首乌加减而来。方中女贞子、菟丝子滋补肝肾、益精生发，制首乌、白芍、熟地黄补血养血生发，枸杞子益肾健脑生发，当归、川芎补血活血、行气生发，党参补气血、生津，茯苓、白术健脾益气宁心，甘草调和诸药。全方共奏补肾益气养血、生发之功效。

适应证：产后脱发。

来源：李竞.补肾益气养血法治疗产后脱发30例疗效观察［J］.浙江中医杂志，2016，51（8）：584.

（二十五）18味除脂生发丸

提出人：陈志光，广东省阳江市人民医院副主任医师，中华中医药学会委员，中国中西医结合学会委员。

组成：豨莶草10g，丹参10g，刺蒺藜10g，白豆蔻10g，防风10g，地肤子10g，冬瓜仁10g，木瓜10g，白鲜皮10g，萆薢10g，茯苓15g，泽泻15g，茵陈15g，土茯苓30g，生首乌30g，薏苡仁30g，白术10g，首乌藤15g。制成丸剂，每日 1 丸。

理论：除脂生发丸中防风、刺蒺藜、白鲜皮、地肤子祛风除湿止痒，清燥湿毒；白术健脾燥湿；薏苡仁、茯苓健脾利湿；白豆蔻、木瓜醒脾化湿和胃；泽泻、土茯苓、萆薢、冬瓜仁清热利湿；生首乌通肠腑而排毒；丹参化瘀通络兼能清心安神；首乌藤祛风止痒兼能养心安神；茵陈、豨莶草既能利湿、化湿，又能解毒；《本草再新》谓茵陈"芳香宣发"能"外达皮毛"，湿热蕴结肌肤者用之甚合拍。

适应证：脂溢性脱发。

来源：陈志光，李佩远，李宝英 .18 味除脂生发丸治疗油性脂溢性脱发 34 例临床观察［J］.湖南中医杂志，2016，32（6）：76-77.

（二十六）宣肺生发汤联合米诺地尔酊

提出人：庞艳阳，浙江中医药大学第一临床医学院。

组成：黄芪、地肤子各 30g，党参、茯苓各 15g，白术 12g，当归、荆芥、桔梗、藁本各 10g，甘草、麻黄各 6g。每日 1 剂，水煎服。

瘙痒甚者，加白鲜皮、白蒺藜各 10g；油脂分泌多者，加泽泻、黄芩各 10g，茵陈 12g；口干口苦者，加薄荷 6g，天花粉 12g，黄芩 10g。

理论：根据皮毛"宣肺气"这一理论，在治疗脂溢性脱发时当在补益气血的基础上，兼以宣发肺气为要，通补兼施。方中党参、白术、茯苓、甘草补益肺脾之气；黄芪、当归益气养血；桔梗宣肺气，可载药上行；藁本引经到达颠顶；一味麻黄，量虽小，却有四两拨千斤之功，使气机通畅，补益气血诸药得麻黄补而不滞，麻黄得诸药宣而不耗。全方共奏益气养血、宣肺生发之效。

适应证：脂溢性脱发。

来源：庞艳阳，陶茂灿，邱媛，等.宣肺生发汤联合米诺地尔酊治疗脂溢性脱发 60 例［J］.浙江中医杂志，2017，52（9）：658-659.

（二十七）七宝美髯丹方加减

提出人：林春生，广州市皮肤病防治所副主任医师，医学硕士，临床经验丰富，擅长中西医结合治疗各种过敏性皮肤病、痤疮、特异性皮炎、脱发以及色素性皮肤病等。

组成：何首乌、女贞子、桑椹各18g，当归、菟丝子、丹参、黄芪各15g，茯苓、怀牛膝、熟地黄、黄芩各12g，枸杞子、侧柏叶各10g。水煎服，分早晚服用，每次200mL，每日1剂。30天为1个疗程，治疗4个疗程。

湿热蕴结者可增加龙胆草5g；血虚风燥者可增加鸡血藤15g，白蒺藜10g；肝肾亏损者可增加生地黄5g，山茱萸10g。

理论："发为血之余""气血衰弱，经脉虚竭，不能荣润，故须发脱落"，可见，脱发患者中大部分伴有血虚、肝肾不足等症状。七宝美髯丹加减方能够起到养血益精补肾的作用，生发功效良好。

适应证：脂溢性脱发。

来源：林春生.七宝美髯丹方加减在脂溢性脱发临床

治疗中的应用［J］.临床合理用药杂志，2017，10（10）：
47-48.

（二十八）李咏梅脂溢性脱发膏方

提出人：李咏梅，教授，主任医师，上海中医药大学附属龙华医院皮肤科主任，第三批全国名老中医药专家学术经验继承人，现任上海市中医药学会皮肤病分会副主任委员。临床擅长运用脏腑辨证论治脂溢性脱发、白癜风、黄褐斑、痤疮、湿疹、银屑病等。

组成：生地黄150g，熟地黄150g，制首乌150g，怀牛膝150g，川杜仲150g，山茱萸150g，枸杞子150g，女贞子150g，墨旱莲150g，桑椹150g，菟丝子150g，骨碎补150g，金毛狗脊150g，生侧柏叶120g，五味子60g，山药150g，泽泻120g，桃仁150g，当归120g，酸枣仁120g，柏子仁150g，夜交藤300g，合欢皮90g，知母90g，黄柏120g，牡丹皮120g，丹参120g，地骨皮120g，白花蛇舌草150g，葛根120g，炒白芍150g，茯苓150g，芡实150g，北沙参120g，麦冬120g，广木香90g，佛手90g，川楝子120g，仙茅120g，淫羊藿120g，巴戟天120g，黑芝麻90g，生甘草90g。辅料：西洋参100g，高丽参精70g，金钗石斛20g，阿胶150g，龟甲胶50g，鳖甲胶50g，饴糖150g，冰糖150g。文火收膏。每日晨起及夜间睡前空腹服用，每次30g，温开水冲服，疗程为2个月。

理论：方中生熟地黄、女贞子、墨旱莲、枸杞子、桑椹、山茱萸、五味子补肾填精滋阴，加入菟丝子、巴戟天、仙茅以阳中求阴；杜仲、牛膝、骨碎补、金毛狗脊补肝肾，强筋骨；麦冬、生地黄、龟甲、鳖甲等滋肾填精，增水行舟；生侧柏叶、制首乌生发乌发；黑芝麻药食同源，补益肝肾乌发；白术、西洋参、高丽参等益气生津；山药、茯苓健脾益气；木香、佛手、川楝子疏肝行气化瘀；当归、白芍、熟地黄柔肝养血；牡丹皮、丹参、桃仁凉血活血，祛瘀生新；酸枣仁、柏子仁、夜交藤、合欢皮养心安神；另患者天癸将绝，冲任虚损，经量减少，故以仙茅、淫羊藿、巴戟天合用调摄冲任；知母、黄柏、桑白皮清热降虚火；葛根升清阳通肠，以防膏方滋腻；泽泻能利水育阴，补而不滞。诸药相合，体现了寓通于补、动静结合、气血同调的特色，并以补益肝肾、调摄冲任、益气健脾、养血和血为治则，使脏腑功能恢复正常，机体阴阳趋于平衡，气血生化得以有序，发得濡养方能止脱发。

适应证：脂溢性脱发。

来源：吴孙思，李咏梅.李咏梅教授运用膏方治疗脂溢性脱发临床举隅［J］.中国中西医结合皮肤性病学杂志，2018，17（6）：546–549.

（二十九）七宝美髯丹合枇杷清肺饮加减

提出人：刘永信，玉溪市中医医院。

处方组成：炙枇杷叶 15g，生桑白皮 15g，炒黄芩 15g，炒黄柏 15g，泽泻 20g，菟丝子 15g，枸杞子 10g，怀牛膝 15g，茯苓 20g，当归 15g，补骨脂 5g，生地黄 15g，牡丹皮 10g，制何首乌 30g，制黄精 30g，女贞子 15g，墨旱莲 15g，侧柏叶 10g，川芎 10g，防风 10g，天麻 6g。

皮脂溢出明显者加滑石 15g，泽泻 20g；便溏不爽者加茵陈 15g，苍术 10g，白术 10g；失眠者加酸枣仁 15g，夜交藤 30g，龙骨 30g；气虚乏力加黄芪 15g，党参 15g；腹胀纳差者加砂仁 6g，白豆蔻 10g，陈皮 15g。

理论：此方为七宝美髯丹合枇杷清肺饮加减。治疗组方中炙枇杷叶、生桑白皮、炒黄芩清泄肺热；茯苓、泽泻、炒黄柏清热利湿；菟丝子、枸杞子、怀牛膝、当归、补骨脂补肾养血生发；生地黄、牡丹皮清热凉血；制何首乌、制黄精、女贞子、墨旱莲滋养肝肾、生发乌发；侧柏叶、川芎、防风、天麻祛风生发。诸药合用共奏清肺凉血、补肾养血之功。方中紧密结合"肺合皮毛""发为血之余""肾之华在发"的理论，在补益的同时不忘清泄、清热，并兼顾养阴，去邪扶正，使发生而固，标本兼治。本方补泄结合，使湿浊出，发根固，头发长，故疗效较好，不易复发。

适应证：脂溢性脱发。

来源：刘永信，杨春梅. 七宝美髯丹合枇杷清肺饮加减治疗脂溢性脱发临床观察［J］.中国社区医师,2018,34（35）：100-102.

（三十）祛脂生发饮

提出人：王艳，广西壮族自治区皮肤病医院，副主任医师，善于疑难皮肤病及常见皮肤病的诊断和治疗，如难治性荨麻疹、湿疹、激素依赖性皮炎、痤疮、脱发、白癜风、银屑病等。

组成：蒲公英 25g，白花蛇舌草 30g，生薏苡仁 40g，丹参 30g，泽泻 15g，山栀子 20g，制首乌 15g，生山楂 20g，白鲜皮 20g，牡丹皮 15g，女贞子 15g，茯苓 20g，桑椹 15g，甘草 10g。每日 1 剂，水煎取汁 300mL，于早晚各服 150mL。3 个月为 1 个疗程，连续服用 2 个疗程。

理论：祛脂生发饮中蒲公英清热解毒、消肿散结；白花蛇舌草性寒利尿除湿、消炎清热；薏苡仁健脾渗湿；丹参消炎止痛、活血化瘀；泽泻渗水利湿；制首乌可滋肝补肾、益精血及乌须发；白鲜皮清热燥湿、祛风止痒及解毒；牡丹皮清热活血；女贞子滋补肝肾；桑椹益肾固精。诸药合用，共奏清热利湿、滋肝补肾之功效。

适应证：脾胃湿热型脂溢性脱发。

来源：王艳，张倩影 . 祛脂生发饮联合非那雄胺治疗脾胃湿热型脂溢性脱发疗效及对发中微量元素水平的影响［J］. 现代中西医结合杂志，2018，27（12）：1338-1340.

(三十一) 加味桑乌二四汤

提出人：王惠英，哈密市第二人民医院，副主任医师，长期从事中医内科临床工作。

组成：桑叶 10g，桑椹 15g，制何首乌 15g，女贞子 15g，墨旱莲 15g，当归 10g，熟地黄 15g，芍药 10g，川芎 10g，黄芪 10g，醋香附 12g，葛根 12g，升麻 9g，侧柏叶 15g。每日 1 剂，水煎 2 次，共煎取药液 400mL，分 2 次口服。1 个月为 1 个疗程，治疗 3 个疗程。

若头皮油脂较多，加茵陈 10g，羌活 10g；若头皮瘙痒，

加藁本 10g，白芷 10g；若头发枯燥，加丹参 15g；若夜寐
差，加炒酸枣仁 10 ～ 30g，茯神 15g，夜交藤 15g。

理论：自拟加味桑乌二四汤由二至丸、四物汤加桑叶、
桑椹、制何首乌、黄芪、香附、葛根、升麻、侧柏叶共同组
成。其中桑叶为疏风清肝佳品，制何首乌能养血益肝、固精
益肾、健筋骨、乌须发，两药组合，一清一补，标本兼施，
共奏滋阴血、补肝肾、清肝火、平肝阳之功。桑椹益肾脏而
固精，久服黑发明目。女贞子能补肝肾、安五脏、强腰膝、
明耳目、乌须发。墨旱莲能乌髭发、益肾阴。清代张秉成
《成方便读》曰"一切补血诸方，又当从此四物而化也……补
血者，当求之肝肾"，因"气为血帅"，故以四物汤补血养
血，加黄芪补气为帅，则生血生发力更胜。醋香附疏肝解
郁，既可使气机调达，又可使全方灵动，补而不滞。葛根乃
阳明经药，兼入脾经，升麻乃太阳经药，兼入肺经，脾主肌
肉，肺主皮毛，两药同用，皆能清扬发散，疏通腠理，有利
于毛窍的通畅，故能促使毛发的生长，辅以侧柏叶养阴治
肺，配之"补营圣药"当归，既活血生血，又可获得毛发新
生的效果。全方共奏滋肝补肾、益气补血、养血生发之功。

适应证：脂溢性脱发。

来源：王惠英，胡新华. 自拟加味桑乌二四汤治疗脂溢
性脱发 46 例［J］. 广西中医药，2018，41（2）：25-26.

（三十二）活血补肾合剂

提出人：杨斐，上海中医药大学，主要从事皮肤病的临
床研究工作。

组成：黄芪 30g，党参 15g，丹参 30g，生地黄 24g，玄参 10g，麦冬 15g，益母草 15g，猪苓 15g，金钱草 30g，白花蛇舌草 30g。每次 25mL，每日 2 次，口服，疗程为 3 个月。

理论：方中党参、玄参、丹参共用为君，益气养阴活血；生地黄、麦冬、益母草为臣药，助君药滋阴补肾、养血活血；黄芪补气，与党参共用益气健脾助运；猪苓、白花蛇舌草、金钱草清热利湿、通调水道，使诸药补而不滞。全方共奏活血补肾、清利湿热之功。

适应证：肝肾阴虚型女性型脱发。

来源：杨斐，温家馨，李咏梅，等.活血补肾合剂治疗肝肾阴虚型女性型脱发的临床研究［J］.上海中医药杂志，2018，52（3）：62-64.

（三十三）二至丸加味

提出人：贾华魁，湖北省黄石市中医医院。

组成：白芍 30g，女贞子、墨旱莲、茯神、丹参各 20g，知母、黄柏、生地黄、桑椹、合欢皮各 10g，甘草 5g。加水 1000mL 煎煮至药汁浓缩为 400mL，分早晚 2 次温服，每日 1 剂，连续服用 6 个月。

理论：二至丸中女贞子补肝益肾、滋阴清热，墨旱莲滋阴益肾、凉血止血、乌须顺发，以上二味药益下而荣上，强阴而黑发。白芍补血敛阴，平肝止痛；茯神宁心安神，利水祛湿；丹参清心除烦；知母清热泻火，滋阴润燥；黄柏清热燥湿；生地黄清热凉血，养阴生津；桑椹滋阴生津；合欢皮主安五脏和心志；甘草调和诸药。纵观全方，共奏滋阴清热、补肝益肾之功，切中病机，能促进患者脱发症状的缓解，并促进生发。

适应证：脂溢性脱发。

来源：贾华魁，李琳婕.二至丸加味联合非那雄胺治疗脂溢性脱发的临床研究［J］.现代中西医结合杂志，2019，28（24）：2684-2686，2724.

（三十四）益肾固发方

提出人：郭文杰，博士研究生导师，广州中医药大学第一临床医学院主任中医师。

组成：熟地黄15g，盐菟丝子20g，酒萸肉10g，酒黄精15g，制何首乌15g，淡附片10g（先煎），山药15g，茯苓20g，醋鳖甲30g（先煎），生地黄15g，干益母草30g，牡丹皮10g，泽泻15g。每日1剂，水煎2次，其中淡附片、醋鳖甲先煎1小时，每次煎取约200mL，合并药液后分早晚2次饭后温服。

理论：熟地黄、酒萸肉、菟丝子、黄精补肾填精；制何首乌补肝肾、益精血、乌须发、强筋骨；醋鳖甲、生地黄养阴清热；牡丹皮、益母草活血化瘀兼清热解毒；山药、茯苓健脾益气；泽泻祛湿泻浊，以防诸药滋腻碍胃；附子补火助阳以鼓舞正气。诸药相合，共奏益肾固发、活血化瘀、清热解毒之功效。

适应证：红斑狼疮脱发。

来源：郭文杰，潘东梅，魏赈权，等.益肾固发方联合

小剂量激素治疗系统性红斑狼疮脱发的临床研究［J］.广州中医药大学学报，2019，36（8）：1137-1142.

（三十五）自拟补肾汤

提出人：杨浩宇，兰州大学第一临床医学院。

组成：丹参、白花蛇舌草各 30g，蒲公英 25g，生山楂、白鲜皮、茯苓各 20g，生薏苡仁 40g，女贞子、牡丹皮、制首乌、桑椹各 15g，甘草 10g。水煎服，1 日 1 剂，分早晚服用。

在治疗期间嘱患者禁食辛辣油腻食物，忌恶性搔抓、热水烫洗，洗头次数不宜太多，保持心情愉快，不要过于紧张激动。

理论：自拟补肾方中白花蛇舌草具有利尿除湿、清热消炎的作用；蒲公英可以清热解毒、消肿散结；丹参具有活血化瘀、消炎镇痛的作用；薏苡仁具有良好的健脾利湿作用；制首乌不仅能滋补肝肾，也能乌须发、益精血；泽泻有渗水利湿的功效；白鲜皮可以祛风止痒、清热解毒燥湿；桑椹有益肾固精的效果；女贞子与牡丹皮能够滋补肝肾、清热活血。本方可起到滋补肝肾、清热利湿的作用。

适应证：脂溢性脱发。

来源：杨浩宇，郭名君.自拟补肾汤与非那雄胺联合治疗脂溢性脱发 60 例疗效分析［J］.临床医药文献电子杂志，2019，6（55）：46.

（三十六）血府逐瘀汤加减

提出人：张磊，主任医师，第三届国医大师，从事中医临床、教学和管理工作 70 余载。张老师临证运用活血化瘀法时有许多感悟，并对瘀血脱发的病因、病机和治疗进行了详细阐述。

组成：当归 10g，生地黄 15g，桃仁 10g，赤芍 15g，柴胡 6g，川芎 6g，桔梗 6g，炒枳壳 6g，怀牛膝 10g，通草 6g，生甘草 6g。每日 1 剂，水煎服。

理论：发根有瘀，发失血养，可导致脱发。方用血府逐瘀汤加减，不仅可以治疗脱发，还可调理整个机体。根据患者具体情况，从整体出发，权衡利弊，分清缓急来治疗，这也体现了中医辨证论治和整体观念的思想。

适应证：血虚兼血瘀型脱发。

来源：韩颖萍.张磊国医大师运用血府逐瘀汤临床验案举隅［J］.中医研究，2019，32（5）：37-39.

（三十七）自拟方茵陈二苓汤

提出人：唐旭倩，溧阳市中医医院。

组成：白术 15g，益母草 15g，薏苡仁 15g，茵陈 20g，薄荷 10g，猪苓 10g，党参 15g，防风 15g，茯苓 15g，柴胡 10g，黄芩 10g，甘草 5g，蒺藜 15g，蒲公英 20g。温水煎服，患者每日 1 剂，分 2 次服用，再使用二硫化硒洗剂外用，每日 1 次。

理论：茵陈二苓汤具有养血生发、清热燥湿、健脾利水等功效，其中包含白术、益母草、薏苡仁、茵陈、薄荷、猪苓、党参、防风、茯苓、柴胡、黄芩、甘草、蒺藜、蒲公英。尤其是蒲公英具有显著的生发作用，蒲公英也可以称作为黄花地丁，具有利尿通淋、清热解毒、生发乌发等功效，能加快人体皮损部位的修复，具有安全、疗效显著等特点，能显著改善脾虚湿热型脂溢性脱发患者临床症状，促进患者早期康复。

适应证：脾虚湿热型脂溢性脱发。

来源：唐旭倩.蒲公英在治疗脾虚湿热型脂溢性脱发中的效果分析［J］.临床医药文献电子杂志，2019，6（74）：176-177.

第四节　斑秃的传统外用治疗

斑秃，俗称"鬼剃头""鬼舐头"，属于中医学"油风病"范畴，严重时可发展为全秃或普秃。中医认为脱发与肾、肝、脾及气血关系密切，其主要病机为肝肾不足、气血虚衰，除汤药口服之外，中医其他传统特色治疗方法，对脱发的控制及治愈具有明显效果。

一、针灸治疗

在斑秃的针灸治疗中，《医宗金鉴》谓"宜针砭其光亮之处，出紫血，毛发庶可复生"，可以看出，针灸治疗斑秃以"辨病选穴为主"，具有不良反应小、疗效肯定的优势。针灸治疗斑秃除了首选阿是穴（脱发区）之外，亦可选取肾俞、肝俞、百会等穴。头为诸阳之会，督脉为阳脉之海，百会穴具有升阳举陷、升提气血、充养脑髓的作用。肝藏血，肾藏精，其华在发，精血同源，即肝肾同源，肝俞、肾俞的选取起到补益肝肾、充盈精血、培元固本的作用。

（一）毫针针刺法

毫针针刺法指利用毫针针具，通过一定的手法刺激机体的穴位，以疏通经络、调节脏腑，从而达到扶正祛邪、治疗疾病的目的。本法可改善斑秃患者全身的神经体液及内分泌功能，纠正皮脂腺功能紊乱。

方法：采用毫针针刺法，取穴百会、四神聪、阿是穴、风池、气海、血海、太冲、肝俞、肾俞。采用平补平泻法，针刺时患者取俯伏坐位，充分暴露穴位，用 75% 乙醇常规消毒医生手指及患者穴位，按穴位要求针刺，使患者感到酸麻胀痛、得气为度，得气后留针 30 分钟，留针过程中行针 1 次，每日 1 次，10 次为 1 个疗程，6 个疗程后判定疗效。

理论：斑秃主要发于十二皮部之头部，故采用局部取穴百会、四神聪、阿是穴、风池。头为诸阳之会，督脉为阳脉之海，故选取百会穴，起到升阳举陷、升提气血、充养脑髓的作用。风为阳邪，其性轻扬开泄，易袭阳位，上焦多风温风热，风池穴可以起到疏风散邪通络的作用。阿是穴活血祛瘀通络。四神聪宁神醒脑。

（二）皮肤针刺法

皮肤针法在我国中医古籍中被称为"半刺""毛刺""扬

刺"等，可见于《灵枢·官针》。"半刺者，浅内而疾发针，无针伤内，如拔毛状，以取皮气。""扬刺者，正内一，旁内四，而浮之，以治寒气之博大者也。""毛刺者，刺浮痹皮肤也。"《素问·皮部论》亦记载："凡十二经脉者，皮之部也，是故百病之始生也，必先于皮毛。"通过叩刺皮肤可调节气血、经络、脏腑而治疗疾病。

1. 梅花针 梅花针是皮肤针的一种，针柄一端装有5枚小针，状如梅花，故名梅花针。梅花针属于丛针浅刺法，实际上是一种放血疗法，通过叩刺患处皮肤以疏通经络，化瘀散结，排毒祛邪，达到活血生新的目的。针盘在皮肤上留下的细小针孔，可使邪气随瘀血从表而解。中医学认为斑秃多因情志不畅，血热生风，血瘀毛窍，使气机逆乱、气血失调、肝肾阴亏、精血虚少而引起毛发失荣，突然脱落。梅花针有调和气血、通经活络、平衡阴阳及促进机体功能恢复的作用。

（1）单用梅花针治疗：生发梅花针是一种新型针具，叩刺法治疗斑秃是一种疗效确切的新疗法。使用75%酒精在秃发区常规消毒，梅花针叩刺脱发区及百会穴。根据脱发区局部皮肤变化，灵活选择弹刺手法：头发微红轻度肿胀的脱发区，采用轻叩手法；头皮无明显变化采用中等刺激量叩刺，使局部头皮潮红充血；头皮凹陷使用重手法叩刺至少量渗血；头皮苍白，施以重叩法至少量渗血。3～5分/区，10分/次，隔日1次，连续治疗14天为1个疗程，疗程间隔5天。

（2）梅花针联合其他中医特色疗法：梅花针是中医独有的特色疗法，安全有效，除了梅花针，还可以结合其他疗法，效果更为显著，如梅花针联合艾灸、毫针针刺、穴位埋线、穴位注射等特色疗法。

（3）梅花针联合中药治疗：以梅花针联合中药内服及外用，例如以当归六黄汤加减联合梅花针叩刺，生姜外搽，综合疗法治疗血热风盛型斑秃，取到良好的临床效果。联合治疗可发挥内外联合的优势，将中医整体观念和辨证论治的特色充分展现出来。通过外治，将药物直接作用于病变的部位，与内治联合起来，达到标本兼治的效果，缩短了治疗时间，降低了疾病的复发率。

（4）梅花针联合西药治疗：皮质类固醇、激素仍是治疗斑秃最常用、可靠及有效的方法之一。例如梅花针联合曲安奈德和利多卡因治疗斑秃。曲安奈德能够抑制毛囊周围的炎症反应，改善局部微循环，促进毛发再生；利多卡因能暂时破坏斑秃处功能紊乱的局部末梢神经，扩张毛细血管，增加病变部位血液循环，加速患者恢复。局部梅花针联合曲安奈德、利多卡因治疗有助于降低炎症因子水平，改善 T 淋巴细胞及调节机体免疫功能等，具有较高的药效经济比，治愈率更高，复发率更低，值得临床上推广应用。

（5）梅花针配合物理治疗：梅花针配合微波、红光、激光等物理治疗能够增加临床治疗有效率。

2. 七星针　七星针也是皮肤针的一种，针柄一端集针 7 枚，如七星攒聚，故名七星针。用七星针叩刺斑秃部位，用力轻重以病人耐受程度为限，叩刺至刚出血为止，每 2 天叩刺 1 次，10 天为 1 个疗程，每个疗程中间间隔 1 周。

（三）火针疗法

《黄帝内经》里的"燔针"是火针疗法的最早记载，而张仲景称其为"温针""烧针"。中医学认为火针能温通经络、调和气血，从而增加机体正气，达到扶正祛邪的目的。取阿是穴（即斑秃部位）、肾俞、肝俞。阿是穴常规消毒，左手持乙醇灯置于穴位附近，右手持三头火针针柄，待针身下 1/3 烧至白而发亮时，对准斑秃部位均匀散刺，速刺疾退，刺后针眼不作任何处理，深度均为 0.5cm。肾俞、肝俞穴用单头火针用同样方法，待针尖烧至白而发亮时，对准穴位点刺，速进疾退。隔日 1 次，7 日为 1 个疗程，1 个疗程后间隔 3 日。

（四）电针疗法

电针是在针刺腧穴得气后，在针上通以接近人体生物电的微量电流以防治疾病的一种疗法。它能使针、电两种刺激相结合，提高疗效。在治疗上选用电针可快速缓解血管痉挛，改善局部血液循环，提高局部血流量，针刺部位直达发根部，调和气血，活血化瘀。

（五）耳针疗法

《灵枢·邪气脏腑病形》记载："十二经脉，三百六十五络，其气血皆上于面而走空窍……其别气走于耳而为听。"《灵枢·口问》亦曰："耳者，宗脉之所聚也。"耳形似倒置胎儿，与脏腑经络关系密切。治疗时，可取穴肺、肾、肝、神门、皮质下、交感，每次取 3 ～ 5 穴，用 0.5 寸毫针直刺，留针 20 分钟，每日 1 次，两耳交替使用。

（六）灸法

《黄帝内经》记载，"针所不为，灸之所宜"，故有灸治百病之说。艾灸能改善脏腑机能、调补气血、活血祛瘀、调节免疫。艾灸可以升高局部温度、扩张血管、促进血液循环，从而改善毛囊的营养，促进毛发再生。治疗时，将艾条一端点燃，对准脱发区距头皮 1.5 ～ 3cm 施灸，使患部有温热感而无灼痛，直至皮损区红润。每日上、下午各 1 次，每次灸 15 分钟，连续治疗约 30 天。

（七）穴位注射疗法

穴位注射除了对穴位的持久物理刺激之外，还能将药物注射到斑秃病变处，改善局部血液循环，使毛囊吸收更多营养，增强其活性，促进头发再生。例如穴位注射维生素 E 或者用山莨菪碱、当归注射液等注射于毛发脱落区皮下浸润到脱落的边缘，有利于头发生。

（八）穴位埋线疗法

穴位埋线是在中医针灸理论指导下，将可吸收性外科缝线置入穴位内，利用线对穴位产生的持续性刺激作用以防治疾病的方法。穴位埋线具有调整脏腑、调和气血、扶正补虚之功。埋线后，羊肠线在体内软化、分解、液化和吸收可对穴位产生生理、物理及生物化学刺激。

二、外用治疗方

（一）养真生发酊

组成：补骨脂、侧柏叶、花椒、桂枝、薄荷、生晒参、红花等。用棉签蘸生发酊，均匀涂搽斑秃区皮肤，随后按摩3～5分钟，每日2次。

功效：活血生发。

适应证：斑秃。

来源：匡琳，黄恩惠，何大伟，等.养真生发酊治疗斑秃的临床观察［J］.湖南中医药大学学报，2018，38（9）：1049-1051.

（二）双花二乌酊

组成：芫花10g，红花10g，制川乌10g，制草乌10g，细辛10g，川椒10g。上药与75%乙醇500mL共置密闭容器内浸泡1周备用。用药棉蘸药液用力搽患处，至头皮发热、发红为度。1日4次，30日为1个疗程。

功效：辛温通络，活血化瘀。

适应证：斑秃。

来源：丁晓华，倪红，陈彦等.双花二乌酊治疗斑秃33例疗效观察［J］.中国民康医学，2012，24（7）：856.

（三）两叶生发酊

组成：人参叶30g，侧柏叶30g，补骨脂30g，骨碎补

30g，赤芍30g，红花15g。将上述药物加入40～50度的白酒300mL中浸泡3天即可。涂擦患处，每天3次，1个月为1个疗程，一般治疗3个疗程。

功效：益气活血，生发。

适应证：斑秃。

来源：凌桂梅.两叶生发酊治疗斑秃45例疗效观察［J］.新中医，2010，42（6）：55-56.

(四）活血生发酊

组成：红花20g，丹参20g，川芎10g，当归10g，何首乌20g，补骨脂10g，骨碎补10g，羌活10g，大麻10g，侧柏叶20g，干姜10g。将以上药物粉碎成粗粉，混匀，80%乙醇作溶剂浸渍48小时后缓缓渗滤，收集渗滤液适量，以80%乙醇和水调整至规定量，使含醇量为70%～75%，搅拌均匀，过滤，分装，即得。涂擦患处，每天3次，连续治疗3个月。

功效：活血生发。

适应证：斑秃。

来源：曹昌斧，刘玉才.活血生发酊治疗斑秃的疗效观察［J］.临床合理用药，2010，3（15）：27-28.

(五）斑秃药酒

组成：黑芝麻50g，何首乌30g，桑椹20g，95%乙醇1000mL。将上药纱布袋包扎，在95%乙醇中浸泡20天，过滤药液，加入10%斑蝥酊100mL，10%川椒酊500mL，充分融合后，再加入少量蓖麻油，搅匀即可。外涂患处，每日2～3次。1个月为1个疗程。

功效：祛风活血通络。

适应证：斑秃。

来源：陈霞，曹毅.斑秃的中医论治［J］.光明中医，2011，26（4）：804-805.

（六）三仙生发酊

组成：侧柏叶100g，当归100g，辣椒100g，75%乙醇1500mL。将上述药物粉碎成粗粉，浸泡于75%乙醇1500mL中，10天后过滤去渣，取汁密封备用。三仙生发酊涂于患处，每日3～4次,30天为1个疗程，连用3个疗程。

功效：活血生发。

适应证：斑秃。

来源：刘保国，李志英，李显平.三仙生发酊对斑秃患者血浆P物质的影响［J］.四川中医，2007，25（2）：86-87.

（七）复方桑白皮酊

组成：桑白皮15g，毛姜15g，黄芪15g，枸杞子15g，丹参15g，党参15g，当归15g，赤芍15g，75%乙醇200mL。取上述药物浸泡于75%乙醇200mL中，浸泡7天过滤，密封用。复方桑白皮酊涂于患处，每日3次，30天为1个疗程，连用2个疗程。

功效：活血生发。

适应证：斑秃。

来源：宋兆友.中西医结合治疗斑秃50例疗效观察 [J].皮肤与性病学杂志，2010，32（2）：24.

（八）养血生发擦剂

组成：首乌200g，补骨脂100g，骨碎补100g，红花30g，川芎30g，蛇床子100g，白鲜皮100g，侧柏叶200g，75%乙醇2000mL。用生姜蘸养血生发搽剂涂于患处，每次2～3分钟，每日2～3次。

功效：补益肝肾，养血活血，祛风止痒。

适应证：斑秃。

来源：吴文芝.养血生发擦剂治疗斑秃86例 [J].江西中医药，2005，26（12）：8.

（九）生发擦剂

组成：补骨脂10g，土槿皮10g，毛姜10g，川楝子10g，白鲜皮10g，百部10g，川花椒6g，老姜6g，紫荆皮6g。上药置于醋中浸泡1周后，取浸出液外擦患处，每日3次。1个月为1个疗程，一般治疗2个疗程。

功效：杀虫止痒生发。

适应证：斑秃。

来源：王斗训，肖小琴，陈霞.单方治疗斑秃35例的临床观察 [J].浙江中医杂志，2007，23（4）：303.

（十）生发液

组成：补骨脂50g，侧柏叶50g，桑白皮30g，苦参

30g，何首乌 30g，枸杞子 30g，红花 50g，花椒 50g。上药置于 95% 的酒精溶液 1000mL 中，1 个月后过滤，去渣存酊。均匀涂于患处并轻轻按摩 10 分钟，每日 3 次。

功效：清热止痒。

疗效：斑秃。

来源：王根会，冯兰珍，刘焕强，等.自拟生发液外用治疗斑秃 100 例疗效观察［J］.河北中医，2007，29（11）：989.

第五节　脂溢性脱发传统外用治疗

针刺治疗脂溢性脱发治疗方式从早期采用单种针刺方法，逐渐发展为多种中医疗法联用（如针刺、嵌针、外用洗剂、艾灸刮痧等）以及中西医结合治疗。

一、针灸疗法

（一）梅花针叩刺

临床上常采用梅花针联合局部用药治疗脂溢性脱发效果良好。梅花针叩刺能泻毒祛邪，活血通络，促使毛发新生。例如，选取鲜姜擦于患处，以梅花针沿足阳明经在头部的循行经络叩刺，结合脱发区叩刺，使局部皮肤潮红，微见出血。血虚风燥者，可配针风池、百会、头维等；湿热上蒸者，可加针足三里、三阴交等穴。

（二）穴位嵌针埋藏法

采用穴位嵌针埋藏，配穴原则为清脾利湿、补肾安神、活血生发。取穴：选取百会、头维、三阴交、足三里、通天、上星、足窍阴。方法：将针尖对准穴位刺入，使环状针柄平整地留在皮肤上，用胶布固定。留置时间：热天 1 ～ 2天，冷天 3 ～ 7 天。每次中间间隔 2 天，1 个月为一疗程。百会、头维、通天、上星局部取穴，可有效刺激局部血液循环，缓解精神紧张和压力，改善头发营养状况，具有良好的生发效果。

（三）头三针法

头三针的功效在于使全身经络通畅，气血条达，使气血能内通脏腑、外达肢体、下至足底、上至颠顶而行其生津血之功。穴位：取 2 个固定穴为防老穴（位于百会穴后 1 寸）和健脑穴（位于风池穴下 5 分）；机动穴是上星穴（油脂分泌多者取之）。针法：防老穴针刺斜向前方，沿皮针刺，针柄的头部与患者头皮平，进针 1 分，在皮里肉外之处。每日或隔日 1 次，每次留针 15 ～ 30 分钟，10 次为 1 个疗程，一般治疗 4 个疗程。

二、刮痧疗法和艾灸治法

刮痧排毒舒经通络，活血化瘀，平衡阴阳，先刮全头及颈部三条线，后刮督脉及膀胱经，配中极、关元、足三里、涌泉穴，对治疗脂溢性脱发有良好效果。

选取中脘、足三里及关元、涌泉、百会等穴位，艾灸至局部出现红晕为度，每穴位约 3 分钟，每晚卧前施灸 1 次，具有健脾滋肾养发的功效。

三、外用治疗方

（一）海艾汤

组成：海艾 6g，菊花 6g，薄荷 6g，防风 6g，藁本 6g，藿香 6g，甘松 6g，蔓荆子 6g，荆芥穗 6g。用水 1500～1800mL 同药煎数沸，连渣共入敞口钵内，先将热气蒸面，候温蘸洗之。

功效：祛风止痒生发。

适应证：脂溢性脱发。

来源：王玉玺.实用中医外科方剂大辞典［M］.北京：中国中医药出版社，1993：695.

（二）喻氏外洗Ⅰ号

组成：桑叶 30g，芝麻叶 30g，路路通 30g，侧柏叶 30g，透骨草 30g，何首乌 30g。水煎外洗，1 个月为 1 疗程，连续治疗 3 个月。

功效：去屑止痒生发。

适应证：干性脂溢性脱发。

来源：丁雄飞.喻文球治疗脂溢性脱发经验［J］.江西中医药，2005，36（6）：8.

（三）透骨草外洗液

组成：透骨草 60g（鲜者加倍）。加水 2000～2500mL，煎 20 分钟后，取汤汁待温度适宜时外洗头发，每日 1 次，连洗 7 天为 1 疗程。

功效：疏风，止痒，生发。

适应证：脂溢性脱发。

来源：逢承喜 . 透骨草外洗治疗脂溢性脱发［J］. 中国民间疗法，2000，8（4）：28.

（四）宋氏生发酊剂

组成：女贞子 10g，黄芪 10g，丹参 10g，冬青 10g。用软毛刷或药棉蘸药擦患处，以药液涂遍患处为度，涂药时轻轻按摩患处，至局部有轻微热感为止，每日 3 次。60 天为 1 个疗程，连续治疗 3 个疗程。

功效：疏风活血，补益肝肾，生发乌发。

适应证：脂溢性脱发。

来源：宋健，郁琳 . 生发酊剂外用治疗脱发 78 例临床观察［J］. 中国全科医学，2005，22：72-73.

（五）消风生发酊

组成：鲜侧柏叶 350g，丹参 100g，桂枝 100g，干姜 160g，葱白 10g。加入 75% 乙醇 2500mL 中浸泡 21 天后，过滤，静置，取中上层药液外涂。

功效：活血通络，祛风养发。

适应证：脂溢性脱发。

来源：吕冬菊，黄东明，黄春明．消风生发酊治疗脂溢性脱发 105 例［J］．陕西中医，2011，32（10）：1339-1340.

（六）蔓荆子膏

组成：蔓荆子 60g，生附子 30 枚，羊踯躅花 30g，葶苈子 30g，零陵香 60g，莲子草一握。上药绵裹以油 400mL 渍 7 日，梳头时用或入铁精 30g 研磨患处。

功效：祛风生发。

适应证：脂溢性脱发。

来源：陈军生，许德清，范瑞强．毛发学［M］．北京：北京科学技术出版社，2004：121.

（七）柏叶生发酊

组成：鲜侧柏叶 350g，丹参 100g，生姜 160g，葱白 160g，蛇床子 400g，生半夏 80g，明矾 10g。将上述药切碎（蛇床子用布包）置坛中，再将 75% 乙醇 6000mL 浸润，过滤去渣即得。

功效：清热祛湿生发。

适应证：脂溢性脱发。

来源：王西京．常见皮肤病的中医治疗［M］．北京：中医古籍出版社，1995：178.

（八）生发酊

组成：鲜侧柏叶、闹羊花、骨碎补。将鲜侧柏叶、闹羊花、骨碎补加入 85% 酒精 100mL 中，浸泡 2 周后过滤去渣即得。治疗方法主要以外擦生发酊为主，每日数次不等，每次 1～5 分钟。涂擦时自觉皮肤有发热感，也可以在擦药前 5 分钟，口服烟酸片 50～100mg，使皮肤毛细血管扩张，以利药液的渗透吸收。一般需连续涂擦半年以上，直至脂溢性脱皮痊愈为止。

功效：止痒疏风生发。

适应证：脂溢性脱发。

来源：万红新 . 中药治疗脂溢性脱发 100 例［J］. 中国中医药现代远程教育，2013，11（5）：25-26.

（九）生发软膏

组成：当归、干姜、赤芍、红花、生地黄、侧柏叶。患者于晚上洗干净头部，然后在患病头皮部擦上生发软膏适量（0.5～3g），同时配合按摩，每天 1 次。

功效：补血温经，活血化瘀，止痒生发。

适应证：脂溢性脱发。

来源：李庆勇，李文兵 . 生发软膏治疗脂溢性脱发的临床研究［J］. 中国当代医药，2012，19（9）：112-113.

（十）防脱生发灵

组成：大黄 800g，苦参 400g，黄芪 400g，何首乌400g。用 75% 乙醇 10 升浸泡 1 周，取其上清液。外洗：用于头发尚多的患者，洗头后用本品 20mL 加热水 40～60mL稀释，淋在头皮及发根上，用手轻轻拍打，2～3 分钟后擦干即可，3～5天用药1次。外搽：用于头发稀疏或秃顶患者，将脱发部位擦洗干净，把药液直接搽于脱发处，用手指轻轻叩击5～10分钟，每日1～2次。

功效：去屑止痒生发。

适应证：脂溢性脱发。

来源：毛良知.防脱生发灵治疗脂溢性脱发152例疗效观察［J］.中华皮肤科杂志，1994，27（5）：309–310.

参考文献

［1］王雨，刘明照.崔玉衡治疗脱发经验［J］.河南中医，2013，33（8）：1237–1239.

［2］张苍，陶洋，陈凯.天麻钩藤饮治疗脂溢性脱发经验［J］.中国中西医结合皮肤性病学杂志，2003，（2）：120–121.

［3］庞艳阳，曹毅.曹毅从肺论治脂溢性脱发［J］.浙江中医杂志，2018，53（9）：675–677.

［4］徐霜俐，姚勤，刘天舒.姚勤从脾论治脱发经验介绍［J］.新中医，2016，48（9）：176–177.

［5］闫秋虹，陈宏.从气血论脱发［J］.天津中医药大学学报，2010，29（4）：175–176.

［6］白亚平，吕金仓，刘二军.从营卫论治脱发验案3则［J］.新中医，2002，（10）：62.

［7］何养宁.论痰瘀在早秃发中的机制及其临床意义［J］.陕西中医，1998，（2）：66–67.

［8］夏靖，倪诚.从湿热体质论治脂溢性脱发［J］.天津中医药，2019，36（12）：1149-1152.

［9］王磊，白彦萍.针灸治疗斑秃诊疗特点的文献分析［J］.辽宁中医杂志，2020，47（1）：153-156.

［10］夏美霞，杨振江.针灸治疗斑秃临床研究进展［J］.甘肃中医药大学学报，2017，47（1）：86-90.

［11］赵德柱.针灸治疗斑秃38例临床观察［J］.中国民间疗法，2015，32（2）：25.

［12］杨雪圆，闫小宁，蔡宛灵.梅花针在斑秃治疗中的应用进展［J］.中国美容医学，2019，28（10）：162-165.

［13］邱狮，李文金.梅花针叩刺治疗斑秃36例临床观察［J］.实用中医内科杂志，2014，28（11）：25.

［14］王海亮.当归六黄汤加减联合梅花针叩刺治疗血热风盛型斑秃的疗效探讨［J］.中医中药，2015，17（1）：154-156.

［15］王爱东，王绍娴.自体血混合曲安奈德、IL-2、利多卡因联合斑秃丸治疗斑秃的疗效［J］.重庆医学，2016，45（13）：1799-1800.

［16］王炳恒.七星针即刺治疗斑秃［J］.中国社区医师，2004，6（10）：39.

［17］黄桂兴.艾条温和灸治疗斑秃50例［J］.中国针灸，2011，31（3）：285.

［18］王惠英，张志辉，冯勇，等.维生素E注射液局部注射治疗斑秃疗效观察［J］.临床合理用药杂志，2014，7（25）：181.

［19］蔡成林，王秀媚.山莨菪碱、当归注射液局部封闭治疗斑秃9例［J］.沈阳部队医药，2011，24（6）：368.

［20］关玲，左芳，宋琪，等.穴位埋线技术标准化研究—国家标准《针灸技术操作规范第10部分：穴位埋线》的制定说明［J］.中国针灸，2009，29（5）：401-405.

［21］阮慧红，李鸣九，梁智江，等.穴位埋线配合梅花针治疗斑秃的疗效观察［J］.湖北中医杂志，2015，34（7）：61-62.

［22］罗文霞，贝宏，刘品梅.梅花针叩刺加擦姜汁治疗脂溢性脱发［J］.临床医学，2016，36（5）：121-122.

［23］向谊.梅花针治疗脱发83例［J］.南京中医药大学学报，1996，12（2）：51.

［24］陈潍，杨露梅，杨丽峰，等.穴位嵌针埋藏治疗脂溢性脱发86例临床观察［J］.中国医药导报，2010，12（1）：53-54.

［25］陈占学.头三针治疗脂溢性脱发［J］.中国民间疗法，2003，11（10）：8.

［26］李广瑞.皮肤病效验秘方［M］.北京：化学工业出版社，2011.

第五章

头发的食疗保健和护养

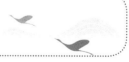

第一节　头发的食疗保健

一、头发的食疗养护记载

《食疗本草》由唐代孟诜所著，此后张鼎又进行了增补，是我国唐代一部著名的营养学和饮食疗专著。其所记录的内容丰富，实用有效。该书共收载 227 条食药相关信息。《食疗本草》不仅是一部营养学和食疗专著，也是一部中医美容学专书。书中首次对头发养护进行了详细的阐述。书中详细介绍了对毛发有养护作用的食疗药物，如覆盆子、石榴、胡桃等 21 种，是头发养护食疗的最早记载，对头发食疗保健的发展研究具有极高的参考价值，体现了古人在食疗养护方面的智慧。

二、具有养护作用的营养物质

通过食物摄取均衡营养，保证膳食平衡对头发的养护具有至关重要的作用。食物中的蛋白质、碳水化合物、脂肪、微量元素等有利于头发营养的吸收，能有效地预防脱发的发生，帮助头发散发健康的魅力。

（一）蛋白质

头发的主要成分是蛋白质，头发的生长需要一定量的含硫氨基酸，而这种氨基酸人体并不能合成，必须由摄入的蛋白质来提供。蛋白质缺乏早期即可影响毛发的生长，导致毛球萎缩、内毛根鞘和外毛根鞘消失。因此，每日应摄入适量富含蛋白质的食品，如鱼类、瘦猪肉、乳制品及豆制品等。

（二）维生素 A

对于维持上皮组织的正常功能和结构的完整，促进头发的生长发育起着重要作用，常食用富含维生素 A 的食物，如胡萝卜、菠菜、红薯、小油菜、韭菜、芹菜、苋菜、杏等可以起到养发防脱的作用。

（三）维生素 B 族

维生素 B 族对调节脂肪及脂肪酸的合成、抑制皮脂分泌、刺激毛发再生有重要作用。如缺乏维生素 B_2（核黄素）可出现皮脂增多，头发易脱落。维生素 B_3（泛酸）缺乏时可使头发变白、生长不良。维生素 B_6 缺乏可引起皮脂分泌异常。富含维生素 B 族的食物主要包括小米、瘦肉、蛋黄、糙米以及绿叶蔬菜、动物的肝脏、豆类、果仁、鱼、虾、牛奶等。

（四）维生素 E

维生素 E 具有促进毛发生长的作用，改善毛囊的微循环，能够防止头发的分叉，保证头发的健康亮泽，同时还能预防头发变白或者脱落。它主要存在于核桃仁、橄榄油、玉米、麦芽、豌豆、芝麻、葵花子等食品中。

（五）其他元素

1. 铁　毛囊对缺氧十分敏感，长期铁不足首先令红细胞内缺铁，进而影响血红素的合成，红细胞的携氧能力下降，引起组织器官缺氧，造成头发干枯、脱落。

2. 铜　可促使氨基酸中 –SH 基氧化成 S–S 键，从而形成稳固的角蛋白。缺少时，影响毛发的角化过程，从而影响头发生长。

3. 锌　为合成胶原蛋白和角质蛋白所必需，有维护头发和皮肤健康的作用。

4. 碘　甲状腺素能促进生物氧化和调节细胞的正常代谢，对头发的色彩、光泽有较大帮助。富含微量元素的食物有鲤鱼、黑木耳、紫菜、海带、猪肝、芝麻（尤其是黑芝麻）、虾、菌类、谷类、干果类等。

三、"药食两用"品种中的护发良药

我国早已有"医食同源"的理念。食物和药物虽然同源，但有界限。食物主要提供营养且无毒，而药物则主要用于治病。食物性质平和，药物则性味相对厚重猛烈。食物的

"治疗"作用主要体现在"食养"和"食疗"两方面。这些既是药物又是食品的良药常具有补益作用，尤其应用于保健和预防疾病方面。经过科学实践的研究，药食两用品种中有很多具有养发、护发、乌发的品种，具有独特的营养保健功能和医药治疗功能，越来越受到人们的关注。

（一）黑芝麻

黑芝麻作为我国传统中药，始载于《神农本草经》，可"补五脏，益气力，长肌肉，填脑髓，久服轻身不老"，能够治疗肝肾不足，病后虚弱，须发早白。黑芝麻中的必需脂肪酸、含硫氨基酸和多种微量元素都是生发的必需物质，能使头发乌黑亮丽，有效防止脱发。同时，黑芝麻能提高黑素瘤细胞酪氨酸酶活性，促进黑色素细胞增殖和黑色素的形成。

（二）黑豆

黑豆含有蛋白质、脂肪、糖类、钙、磷、铁、锌、胡萝卜素及维生素 B_1、维生素 B_2、叶酸、烟酸、大豆黄酮苷、异黄酮苷等诸多人体所需营养成分。其中蛋白质含量高达49.8%，居豆类之首。黑豆所含黄酮类物质和染料木苷，具有雌激素作用。经常食用有补肾益精和乌发美容之功。古医书《五十二病方》记载："黑豆煮醋，滋胃肾。"中医把黑豆归入肾经和脾经，有补充肾气、健脾益气的功效。而肾脏和脾脏，是关系头发和肌肤的两大重要器官，常吃黑豆可以治疗脱发、延衰老。

（三）蜂胶

蜂胶中所含物质十分丰富，类黄酮和萜烯类化合物是蜂胶的主要活性成分。蜂胶中还含有有机酸类、醇、醛和酮类，包括人体毛发必需的多种氨基酸、维生素 B_1、维生素 A、酶和多糖等。蜂胶可以为头发和头发的生长环境提供丰富的营养物质。蜂胶有很好的抗氧化、清除自由基作用，并有排毒、改善循环、调节内分泌和促进再生的作用，对促进头皮代谢以及头发生长均有益处。

（四）芡实

芡实始载于《神农本草经》，为上品，性味甘平，具补脾、止泻、除湿、益肾固精之功效。芡实富含膳食纤维、必需氨基酸、矿物质及维生素等，自古就有"水中桂圆"之称，对湿热造成的脱发有一定的治疗作用。芡实蛋白质中的氨基酸种类较丰富，包含18种氨基酸，对补充头发的营养也有很好的作用。

（五）山药

《神农本草经》将山药列为上品。山药味甘，性温，具有除热寒邪气、补中、益气、长肌肉等功效。山药中除含有淀粉、脂肪和蛋白质三大营养物质外，还含有多种维生素和微量元素，营养价值全面。山药中含有的尿囊素具有促进细胞生长，软化角质蛋白等生理功能，对固发、养发具有一定的作用。

（六）桑椹

桑椹营养丰富，含有多种氨基酸、维生素及有机酸、胡萝卜素等营养物质。现代医学研究证明，桑椹具有增强免疫功能、防止人体动脉及骨骼关节硬化、促进新陈代谢等功效。桑椹性寒，入肾经，有去燥、补肾的作用，可以缓解因为体质燥热和肾虚导致的脱发。

（七）茯苓

茯苓既能健脾，又能渗湿，对于脾虚运化失常所致泄泻、带下，应用茯苓有标本兼顾之效。茯苓常与栀子、山楂等合用，用于湿热引起的脱发。

（八）胡萝卜

胡萝卜富含维生素 A，维生素 A 对于维持上皮组织的正常功能和结构的完整，促进头发的生长发育有重要作用。

（九）昆布

昆布，始载于《名医别录》，性味咸、寒，归肝、肾、胃经。昆布主要含有藻胶酸、昆布素及各种氨基酸等成分。毛发的主要成分为角质蛋白，亦由多种氨基酸组成。有研究报道，毛乳头细胞分泌的多种生长因子（如胰岛素样生长因子 I）对毛发的生长有重要的作用，而昆布提取物 7- 间苯三酚基鹅掌菜酚能够诱导体外培养的人毛乳头细胞胰岛素样生长因子 I（IGF- I）mRNA 表达。因此，昆布常作为生发、固发的药食同源品种，应用于脱发的食疗和药物治疗组方中。

四、具有头发养护作用的食疗组方

（一）茶饮方

1. 大枣制何首乌茶

材料：大枣 10 枚，制何首乌 30g。

制作：将制何首乌洗净，放入铁锅，微火翻炒出香味，趁热研成粗末，一分为二，放入密封袋中，封口备用，将大枣洗净，待用。每次取 1 袋制何首乌末、5 枚大枣同放入大茶杯中，用沸水冲泡，加盖焖 15 分钟即可。

功效：补益精血，固肾乌发。适用于肾精亏虚引起的脱发、白发等症。

2. 玫瑰花熟地黄茶

材料：玫瑰花 2 ～ 5g，熟地黄 10g。

制作：取上两味置茶杯内，用沸水冲泡。加盖片刻，代茶饮。

功效：行气活血，滋阴生发。适用于气滞血瘀型脱发。

3. 茯苓黑芝麻豆浆

材料：茯苓 10g，豆浆 250mL，黑芝麻 20g，冰糖 15g。

制作：①将茯苓研成细粉；黑芝麻炒香，研成细粉；豆浆倒入奶锅内；冰糖打碎成屑。②将豆浆内加入茯苓粉、黑芝麻粉，烧沸，加入冰糖屑即成。

功效：补虚润燥，乌发护发。适用于虚劳咳嗽、须发早白、脱发、秃发等症。

4. 山楂核桃露

材料：鲜山楂 200g，制何首乌 50g，核桃仁 50g。

制作：将山楂洗净，去核。将山楂、制何首乌放入锅中，加水煎，取汁 250mL，加入核桃仁，隔水蒸 1 小时。

功效：理气健脾，固发防脱。适用于心脾两虚引起的脱发、须发早白。

5. 菊花茯苓豆浆饮

材料：菊花 6g，豆浆 250mL，茯苓 20g，冰糖 20g。

制作：①将菊花、茯苓洗净，冰糖打碎成屑。②将豆浆放入奶锅内，加入菊花、茯苓，用文火煮沸，加入糖屑即成。

功效：补虚润燥，生发护发。适用于虚劳咳嗽、须发早白、秃发等症。

6. 山茱萸炖雪梨

材料：山茱萸 10g，玫瑰花 10 朵，冰糖 30g，雪梨 2 个。

制作：①将山茱萸洗净，玫瑰花洗净，撕成瓣状；雪梨去皮、核，切薄片；冰糖打碎成屑。②将山茱萸、玫瑰花、雪梨、冰糖屑同放锅内，加入清水 500mL，用武火烧沸，再用文火炖煮 25 分钟即成。

功效：理气解郁，润肺止咳，护发。适用于肝胃气痛、咳嗽、须发早白、脱发等症。

7. 女贞子桑椹茶

材料：女贞子 15g，桑椹 25g。

制作：先将 3 ～ 4 杯水煮沸，然后加女贞子、桑椹，煎煮 10 分钟即可。

功效：补肝肾阴，固发乌须。适用于肝肾亏虚引起的脱发。

8. 桑椹黑豆饮

材料：黑豆 20g，芹菜 30g，桑椹 20g。

制作：将黑豆、芹菜、桑椹洗净，一同放入锅中，加水适量，共煮至豆烂，即成。日服 2 次。

功效：养血滋阴，生发乌发。适用于脂溢性脱发。

9. 二妙蜂蜜饮

材料：黄柏 10g，蜂蜜 20g，苍术 20g。

制作：将苍术、黄柏分别拣杂、洗净、晒干或晾干，切成片或切碎，同放入砂锅，加水浸泡片刻，煎煮 30 分钟，用洁净纱布过滤，取汁放入容器。趁温热加入蜂蜜，拌匀即成。早晚 2 次分服。

功效：清热利湿生发。适用于脂溢性脱发。

10. 绿茶辛夷蜜饮

材料：绿茶 100g，辛夷 500g，甘草 50g，蜂蜜 100g。

制作：将蜂蜜放入锅中熬至红色，加入碎辛夷，炒至不粘手备用。加入甘草 50g，放入锅中，加水 250mL，煮沸后加绿茶，继续加热 5 分钟即成。分 3 次饭后温服。

功效：清热解毒，宣肺生发。适用于脂溢性脱发。

（二）药酒方

1. 熟地枸杞沉香酒

材料：熟地黄 60g，枸杞子 60g，沉香 6g，白酒 1000mL。

制作：以上材料捣碎，置容器中，加入白酒，密封，每日振摇数下，浸泡 10 天后开封去渣。日服 3 次，每次服用 10mL。

功效：补益肝肾。适用于斑秃。

2. 首乌人参酒

材料：制何首乌 20g，当归 15g，人参 10g。

制作：上药浸泡于 1000mL 白酒中，15 天后饮用，每日 50mL，分 2 次服，连服半年至 1 年。

功效：养血益肝，固精益肾，乌须益精，生发。

3. 首乌黑豆酒

材料：制首乌 90g，熟地黄 45g，生地黄 45g，天冬 45g，麦冬 45g，枸杞子 30g，川牛膝 30g，当归 30g，女贞子 30g，黑豆 60g，白酒 2500mL。

制作：以上前 10 味捣碎，入布袋，置容器中，加入白酒，密封，浸泡 15 天以上，去渣，滤过，即成。日服 2 次，每服 20mL。

功效：补肝益肾，乌发生发。

（三）药粥方

1. 核桃芝麻粥

材料：核桃仁 30g，芝麻 30g，粳米 100g。

制作：将核桃仁及芝麻各研末，备用。粳米加水煮粥至七成熟，再加入核桃仁、芝麻各 30g，煮熟即可。每日分 1 至 2 次食用。

功效：养发，乌发。

2. 制首乌黑豆粥

材料：制首乌 20g，黑豆 30g，大枣 6 枚，黑芝麻 30g，大米 100g，冰糖 30g。

制作：①将制首乌、黑豆、大枣、黑芝麻、大米淘洗干净，去泥沙；冰糖打碎成屑。②将上述材料同放锅内，加入清水适量，置武火烧沸，再用文火煮 45 分钟，加入冰糖搅匀即成。每日 1 次，每次 150～200g。

功效：补肝肾，乌须发，美容颜，润肌肤。适用于白发症、气血两虚等症。

3. 西洋参小麦粥

材料：墨旱莲 20g，小麦 60g，西洋参 6g，香蕉 100g，粳米 30g。

制作：将香蕉剥皮，弄成香蕉泥，将墨旱莲、西洋参、粳米、小麦洗净，放入瓦锅内，加清水适量，武火煮沸后，文火煮至小麦熟烂，加入香蕉泥，即可。

功效：补气养阴，益肾生发。

4. 黑芝麻女贞子柏子仁粥

材料：黑芝麻 30g，女贞子 30g，柏子仁 30g，粟米 100g，蜂蜜 20g。

制作：将柏子仁、女贞子洗净，与黑芝麻同入砂锅，加足量水，浸泡 1 小时，加入粟米一同煮沸后改用小火煮，待柏子仁酥烂，加蜂蜜拌匀即成。

功效：滋阴润燥，补肾防脱。

5. 松叶粥

材料：鲜松叶适量，大米 100g。

制作：将鲜松叶洗净，切成细丝，与淘洗干净的大米一同放入锅中，加清水 1000mL 置火上烧开，熬煮成粥，早晚餐食用。

功效：轻身，益气，生发，乌发，美颜。适宜于脂溢性脱发。

6. 当归防风粥

材料：当归 15g，防风 10g，大米 100g。

制作：将当归、防风分别拣杂，洗净，晒干或烘干，切成片，放入纱布袋，扎紧袋口，与淘洗干净的大米同放入砂锅，加水适量，大火煮沸，改用小火煮 30 分钟，取出药袋，继续用小火煮至大米酥烂，粥浓稠即成。早晚 2 次分服。

功效：疏风清热，养血润燥，生发。

7. 山楂荷叶粥

材料：山楂 60g，荷叶 1 张，大米适量。

制作：先将前两者水煎取汁，放入大米，煮粥即可，每日 1 剂，早晚服食。

功效：滋阴清热生发。适用于脂溢性脱发。

8. 茯苓首乌大米粥

材料：茯苓 10g，大米 60g，黑豆 30g，何首乌 10g，冰糖 15g。

制作：①将茯苓研成细粉；何首乌用黑豆煮熟，切片；大米淘洗干净；冰糖打碎成屑。②将茯苓粉、何首乌、大米同放锅内，加入清水 600mL，置武火烧沸，再用文火煮 35 分钟，加入冰糖屑即成。

功效：健脾养胃，生发护发。适用于肠胃不和、须发早白、脱发、秃发等症。

9. 芝麻木耳粥

材料：黑木耳 5g，黑芝麻 20g，大枣 5 枚，粳米 100g，冰糖适量。

制作：①将黑木耳放入温水中泡发，摘去蒂，除去杂质，将黑木耳撕成瓣，放入锅内；粳米淘洗干净，大枣冲洗干净，黑芝麻炒香放入锅内，加入清水适量煮粥。②将锅置武火烧沸，后文火炖熬至黑木耳熟烂，加入冰糖即成。

功效：滋阴润肺，乌须发。适用于肺阴虚劳、咳嗽、咯血、气喘、须发早白等症。

（四）菜肴方

1. 怀山芝麻炒竹荪

材料：黑芝麻 30g，怀山药 30g，竹荪 300g，料酒 10g，葱 6g，盐 3g，味精 2g，姜 3g，油 35g。

制作：①将怀山药用清水浸泡一夜，切薄片；竹荪用温水发好，切 4cm 长的段，姜切片，葱切段。②将砂锅置武火烧热，加入油烧六成热时下入姜、葱爆香，再下入竹荪、怀山药、黑芝麻、料酒、盐、味精，炒熟即可。

功效：健脾补肺，固肾益精，乌发护发。适用于脾虚泄泻、久痢、虚劳咳嗽、消渴、带下、小便频数、须发早白等症。

2. 菠菜核桃仁

材料：菠菜 30g，熟核桃仁 50g，糖 15g。

制作：将菠菜洗净烫熟，切成细末，核桃仁捣烂。把菠菜、核桃末、食糖一起拌匀。每日1剂，分2次食用。

功效：补血养发生发。适宜于斑秃。

3. 首乌肝片

材料：制何首乌60g，枸杞子15g，生猪肝200g，黄瓜200g，油、盐、味精适量。

制作：将何首乌粉碎为粉末，加水300mL熬成约100mL的浓汁，放入猪肝片泡2～4小时；黄瓜切片。锅内放油至五六成熟时，下葱、姜末爆香出味，倒入黄瓜片、盐、味精、少许首乌浓汁、猪肝片、发好的枸杞子，快速翻炒3～5分钟即成。每周宜服用2～3次。

功效：补肝祛风，益精养肾生发。

4. 萝卜缨拌马齿苋

材料：新鲜萝卜缨250g，新鲜马齿苋250g，酱油、红糖、精盐、味精、香醋、麻油各适量。

制作：将新鲜萝卜缨、马齿苋分别洗净，控水，放入沸水锅中焯烫片刻，熟后即捞出，用冷开水过凉，切成3cm长的段，交替放在盘内，加酱油、红糖、精盐、味精、香醋等作料，并淋入麻油，拌匀即成。佐餐当菜，随意服食，当日吃完。

功效：清热利湿生发。适用于脂溢性脱发。

5. 核桃仁蒸鲳鱼

材料：核桃仁10g，柏子仁10g，茯苓10g，鲳鱼500g，黑芝麻10g，何首乌10g，黑豆30g，姜5g，盐3g，葱10g，料酒10g。

制作：①将核桃仁炸香；黑芝麻炒香；柏子仁去油研成细粉；何首乌、黑豆煮熟，烘干研成细粉；茯苓研成细粉；鲳鱼去鳃、鳞及肠杂；姜切片，葱切段。②将鲳鱼放入蒸盘内，在鲳鱼身上撒核桃仁、黑芝麻、柏子仁粉、何首乌粉、茯苓粉、料酒、盐、姜、葱，置武火蒸笼内，蒸9分钟即成。

功效：健脾养血，乌发护发。适用于血虚、心悸、失眠、须发早白、头皮屑多、脱发等症。

6. 大枣百合汽锅鸡

材料：大枣4枚，菟丝子15g，百合120g，鸡肉200g，料酒10g，葱10g，鸡油20g，鸡精2g，姜5g，胡椒粉2g，盐3g，清汤600mL。

制作：①将大枣去皮、核；百合洗净，浸泡一夜；菟丝子研成细粉；鸡肉洗净，剁3cm见方的块；姜切片，葱切段。②将大枣、百合、菟丝子粉、鸡肉、姜、葱、盐、鸡精、胡椒粉、鸡油、料酒同放汽锅内，加入清汤，置武火蒸笼内，蒸45分钟即成。

功效：补气血，美容颜，乌须发。适用于气血两亏、面色无华、须发早白等症。

7. 菟丝芝麻蒸茄子

材料：菟丝子10g，茯苓10g，黑芝麻10g，茄子250g，盐2g，味精2g，芝麻油25g。

制作：①将菟丝子炒香；茯苓研成细粉；黑芝麻炒香；茄子洗干净，切2cm米宽、4cm长的块。②将茄子放入蒸盘内，在茄子上撒入茯苓粉、菟丝子、黑芝麻、芝麻油、盐、味精，置武火蒸笼内蒸 25 分钟即成。

功效：清热和血，生发乌发。适用于须发早白、脱发、秃发等症。

（五）汤羹方

1. 山药制何首乌汤

配方：黑木耳 100g（湿重），制何首乌 20g，山药 100g，盐、味精适量。

制作：将黑木耳洗净，撕成小片，制何首乌洗净，山药洗净、去皮、切片，砂锅内加适量清水，加制何首乌、山药和黑木耳，先用大火煮沸，再用小火煮半小时，加盐、味精调味即可食用。

功效：理气祛湿，补益肝肾。

2. 龙眼枸杞汤

材料：龙眼肉 20g，人参 6g，枸杞子 15g，瘦猪肉 150g。

制作：猪肉洗净切块，龙眼肉、枸杞子洗净。人参浸润后切薄片，放入炖盅内，加水适量，以文火隔水炖至肉熟，即可食用。

功效：补养气血。适于妇女产后气血亏虚而引起脱发者。

3. 猪脑何首乌汤

材料：猪脑 2 个，何首乌 30g，党参 15g，北黄芪 15g，红枣 4 枚，生姜 2 片，盐适量。

制作：①猪脑放清水中浸泡，撕掉表明的薄膜，挑去红筋，洗净后放入沸水里氽烫下捞出备用。②红枣去核，生姜去皮，洗净；何首乌、党参、北黄芪洗净备用。③将所有材料倒入炖盅里，倒入适量的凉开水，盖上盖子炖 4 小时，最后加盐调味即可。

功效：补肾益精，补益气血，生发。

4. 花生衣红枣汤

材料：花生米 100g，红枣 10 枚，红糖适量。

制作：花生米温水浸泡，取花生衣与红枣同放入锅内，用泡花生米的水，小火煎煮约半小时，入适量红糖即成。每日饮 3 次，饮汤食枣。

功效：养血补血。适于身体虚弱者的生发、乌发。

5. 四季豆芋头汤

材料：四季豆 50g，芋头 300g，鱼肚 200g，白果适量，盐、高汤、鸡粉适量。

制作：①四季豆洗净，切段；芋头去皮洗净，切块；鱼肚泡发洗净备用。②高汤倒入锅中，加所有食材，煮熟，加盐、鸡粉调味即可。

功效：健脾消食，补养气血。适用于白发、脱发者。

6. 茯苓芝麻番茄汤

材料：茯苓 10g，黑芝麻 20g，番茄 250g，盐 2g，味精 2g，芝麻油 25g。

制作：①将茯苓研成细粉；黑芝麻炒香；番茄去皮，切成小块。②将番茄、黑芝麻、茯苓粉同放锅内，加入清水 500mL，置武火烧沸，再用文火煮 15 分钟，加入盐、味精、芝麻油即成。

功效：健胃消食，乌发护发。适用于食欲不振、口渴、须发早白、脱发、秃发等症。

（六）其他食疗方

1. 芝麻海带糕

材料：白芝麻 100g，海带末 500g。

制作：将白芝麻炒至淡黄色，研细末，加淀粉适量搅匀。把海带末掺入芝麻中，蒸熟即可。

功效：补肾益气。适用于肾虚脱发的患者。

2. 核桃芝麻粉

材料：核桃，花生，黄豆，黑芝麻。

制作：将这四种材料分别炒香炒熟，然后研成粉末，搅匀，每次取一汤匙，用开水或者牛奶、豆浆冲服。

功效：养血乌发。治疗少白头。

3. 美发养血果脯

材料：干品龙眼肉 50g，小红枣 30g，桑椹 30g，枸杞子 30g，蜂蜜适量。

制法：加水适量，用小火煎煮 30 分钟，放入蜂蜜，煮至汁液黏稠即可。每天吃大约 10g。

功效：此方有养血生发之作用，对面色苍白、阴血亏损者为适合。

4. 枣泥桃仁酥

材料：大枣泥 250g，猪油 125g，面粉 500g，核桃仁 50g，可可粉 15g，植物油 100g。

制法：①将核桃仁压碎，加入大枣泥，搓匀成馅，取面粉 200g 倒在案板上，加入猪油、可可粉拌匀成干油酥。②

将剩余的面粉用清水揉成面团，揪成大小均等的面团，压成面皮，将馅放入面皮内，包好成饼，用油炸成金黄色即成。

功效：补脾肾，和胃气，乌须发。适用于脾虚食少、食积气滞、脱发等症。

第二节　头发的日常护理

头发养护的目的在于维护头发的清洁整齐，同时清除头皮屑和防止脱发。良好的洗发习惯、恰当的梳理方法以及正确的按摩方法可使头发保持柔顺、乌黑发亮。头发护理的基本方法主要包括以下几个方面。

一、洗发

洗发是护发养发的基础，不但可以清除头皮屑和头发中的污垢，改善头发的生存环境，保持头发的柔顺与弹性，而且洗头时的揉搓、按摩，还可以促进头皮的血液循环和皮脂腺的正常分泌，有助于头发、头皮乃至人体的健康。

（一）洗发的一般步骤

1. 洗发前先干发梳头，目的在于使头皮上的脏污和鳞屑（死细胞）松散，并且疏通头发减少洗发时掉发。

2. 一般洗发用水的温度为 37～38℃，不可过热。建议采用预洗的方式，把手指插入头发中按摩头皮，细细揉搓，清洁头皮，并按摩头皮持续 1 分钟以上。通过预洗可以洗掉头皮上七成的污垢油渍，同时增加洗发水的起泡力。

3.将洗发水倒入手掌，加水稀释，进行揉搓起泡。不可直接把洗发水倒在头发上起泡，以免刺激头皮，产生头屑。将洗发水均匀地涂抹在头发上，轻柔地进行揉搓，使之产生泡沫，揉搓 3～5 分钟并配合进行头部按摩后，用清水将泡沫冲洗掉。

4.头发洗净后，将护发素倒于手掌上，双手摩擦数下后，再均匀地将其涂敷到头发上。女性由于头发较长可沿发根到发梢的方向涂抹。护发素涂均匀后，留置 1～2 分钟，再用水冲洗 1～2 次。

5.干发时，采用毛巾揩干头发中的水分，然后让头发自然风干。避免使用电吹风，以免引起头发过度失水。

（二）洗发的注意事项

1.水温的选择 采用软水洗头较好，水温以 37～38℃为宜。因为水过冷，不易洗净皮脂污垢；水过热，又会破坏头发的蛋白质，使头发失去弹性和光泽。

2.洗发的频率 正常的头发一般每周清洗 1 次即可，切忌次数过多。干性发质可每周清洗 2 次，并加用护发素；也可以经常使用免洗护发素，而减少洗头次数。油性发质，头垢多者可 2 日 1 次。

3.洗发的方式 洗发的过程中应使用指腹顺着发根至发梢方向逐渐揉洗进行按摩，切不可使用指甲用力搔抓，损伤头皮。

4.洗发水用量 不宜过多，应尽量将洗发水泡沫冲洗干净，否则残留物会影响头发的光洁度。防止洗发水直接进入眼睛，以免强烈的刺激损伤眼睛。

5.洗发水的选择　正常人的头皮呈弱酸性（pH 值 4.5～5.5）。洗发水的 pH 在 5 左右为好。中性发质者宜选用 pH 值在 7 左右的洗发剂，避免使用碱性洗发水。干性发质者选用 pH 值 4.5～5.5 的呈弱酸性洗发水较为合适，绝不能用 pH 值大于 8 的碱性洗发水，否则会加速毛发的老化，导致头发脱落。油性发质者最适合 pH 值为 7 左右的中性洗发剂，它可以适度地洗去头发上过多的油腻性污垢，并保留毛发中应有油脂。

二、梳发的作用和方法

对于梳发，中国古代就有"欲发不脱，梳头千遍"的说法。在人的头皮上，分布着许多的血管、神经、皮脂腺、汗腺和毛囊。梳头不仅能除去头皮屑和污垢，而且梳齿的按摩，能刺激头皮的神经末梢，促进头部的血液循环，调节头部神经功能和松弛紧张状态。

（一）梳发的作用

1.促进新陈代谢　每日用梳子梳头，可以加速头皮的血液循环，促进头皮的新陈代谢，保持头发生长，减少脱发。

2.初步清理尘垢　梳头可以避免油脂聚集，清除粘在头发上的尘土。

3.松弛精神紧张　梳头可以刺激头皮的神经末梢，有助于松弛头脑神经的紧张状态。

（二）梳理方法

1. 梳子的选择 梳头宜用齿间宽窄适度的梳子，梳齿排列均匀，尖端不可过锐，以免损伤头皮。

2. 梳理方法 最好早晚两次梳头，每次缓缓梳理2～3分钟。女性发长者应分段梳理，先从发梢开始，然后逐段梳理，直至发根部。这样既能顺利梳通头发，又能去除头皮部的污垢，同时也不易扯断头发。梳理短发则可从发根部开始。梳理时应小心轻柔，避免暴力，切忌为了某种发型而强行将头发拉扯。

三、头皮的保健按摩

头皮上神经末梢丰富。中医学认为，头乃诸阳之会，身体的十二经脉和奇经八脉都汇集于此。经常进行头皮按摩，能促进头皮的血液循环，加强毛囊营养，有助于头发生长和调节皮脂分泌，可以使头发维持亮泽，防止脱落；同时可以松弛神经，消除疲劳，甚至延缓衰老。

（一）手指按摩法

双手的五个手指叉开，用手指从前至后按摩头皮，然后再左右按摩，最后绕周围按摩，一般持续5分钟，可重复上述步骤多次，直至头皮发热为止。此种按摩每日早、晚各1次。需要注意的是，手指按摩头皮，并非使用整个手掌，而是轻柔地转动手指螺纹面并按压头皮，一般每处3次左右。为了加强按摩效果，在进行头皮按摩时，可配合按压头部的一些穴位，如百会、太阳、风池等。

（二）指尖按摩法

分别由前、后发际和左、右两个鬓角开始，用指尖以最小的幅度向上缓慢地轻揉头皮，直至头顶。然后，再由头顶揉向枕部。每日早、晚各 1 次，每次 3 ～ 10 分钟。不要使用整个手掌按摩头皮，以免引起头发缠结。在按摩头皮前，可以根据发质选择适当的发乳涂于发根处。

（三）梳子按摩

选用木梳按摩，木梳以天然木质为佳，选择梳齿较长，齿间距离适中的梳子，最好的梳头时间是清晨，梳头的时候要先由前到后，再由后到前，由左向右，再由右向左，如此循环往复，梳十到百次。或者用梳子齿尖满头轻叩轻打 5 至 10 分钟，叩打完后，再梳头一遍。

四、良好的护发习惯

（一）烫发不宜过勤

由于头皮内部成分和组织结构的影响，烫发不宜过勤，烫发间隔太短，损害头发组织，会使胱氨酸、酪氨酸、蛋氨酸明显减少，头发的柔软性降低，色素发生变化，头发生长缓慢。频繁烫发会使头发出现分叉、变黄、干枯、无光，甚至造成脱发。一般情况下烫发以半年一次为宜，以便让受损的头发有相对稳定的恢复时间，保持角质细胞的生长，完成头发的新陈代谢。

（二）染发不宜过勤

目前市场出售的染发剂，多数属于氧化性染发剂，染发剂中常含有一种名叫对苯二胺的化学物质染发剂。对苯二胺接触皮肤时，容易造成苯类有机物质通过头皮进入毛细血管。长期频繁的染发会导致皮肤过敏、白血病等多种疾病。

（三）纠正错误习惯

不要戴帽睡觉或戴发夹、发带睡觉。改掉平时不梳头或者发卡使用过紧的习惯。不要频繁使用吹风机，如必要使用时，吹风机要与头发保持 20cm 的距离。适当调节空气，过干、过湿的环境均不利于头发的生长。

（四）注意日常防晒

避免在阳光强烈的时候外出，减少头发的暴晒次数。强烈的紫外线会降低头发的抵抗力，阻断发丝中蛋白质的链状结合，使蛋白质断裂，造成毛鳞片翘起、剥落，从而让头发变得脆弱、易断。同时，紫外线会加快头皮中的水分流失，让头皮的控水能力降低，导致头发失去弹性、干枯毛糙。较长时间暴露户外，需带好防晒工具，包括太阳帽、遮阳伞等以遮挡紫外照射。

（五）培养良好生活习惯

1. 充足的睡眠 养成良好的生活作息习惯，避免熬夜。

生活节奏混乱，缺觉失眠，使头发得不到正常的休息和养分，长此以往，很可能会造成脱发。

2. 戒烟和戒酒 吸烟会使头皮毛细血管收缩，从而影响头发的发育生长。另外，特别是烫热的白酒会使头皮产生热气和湿气，引起脱发，即使是啤酒、葡萄酒也应适量。

3. 合理饮食 每天摄取适量的蛋白质和维生素，少吃油炸、辛辣刺激性食物及甜食，保证营养均衡吸收。优良的蛋白质包括新鲜的鱼类、肉类、蛋类、豆制品、牛奶等，经胃肠的消化吸收，可形成各种氨基酸，进入血液后，由头发根部的毛乳头吸收，并合成角蛋白，再经角质化后，为头发提供营养。一旦缺乏维生素和蛋白质，会使头发变得干枯、稀少，妨碍头发的健康生长。

4. 乐观的情绪 保持乐观的精神状态，尽量减少生活压力带来的困扰。精神紧张、忧郁、恐惧或严重失眠等均能致使神经功能紊乱，毛细血管持续处于收缩状态，毛囊得不到充足的血液供应，容易造成脱发。

第三节 不同发质的日常养护

一、干性发质的养护

（一）干性发质的表现

干性头发可见头发粗糙僵硬，弹性下降，暗淡无光，容易缠结成团或断裂，发干呈屈曲状或发梢分裂。干性头发较难梳理，定型也困难。

（二）造成干性发质的原因

干性头发一般由于护理不当或某些病理因素造成。过度的日晒及长期处于风沙及干燥环境中，经常在含氯过多的游泳池或含盐浓度高的海水中游泳均会导致头发干枯；频繁进行烫染，会致使头发表层的鳞片遭到破坏，使内部的水分和营养成分流失，头皮和毛囊受损，头发的角质蛋白发生变性，头发容易发黄、变脆，缺乏光泽，没有弹性，造成头发毛糙。

（三）护理方法

1. 饮食调理　适量补充富含油脂尤其是植物油脂的食物可以改善头发干燥，例如坚果类；还要多吃蔬菜和水果以及蛋白质丰富的食物，补充必要的维生素和矿物质。

2. 日常洗护　干性头发一般一周清洗 1 次为宜，并应坚持每次洗发后使用合适的、优质的护发素，以便修复受损的发质。干性头发缠结时，应及时清洗，切不可用梳子强行梳理。洗发时，选择弱酸性的洗发水，然后用较多的护发素将头发彻底湿润，保留 5 ～ 10 分钟，以便护发素起到滋养作用。干发时不要使用电吹风，以免造成过度干燥。日常梳头时，应从发梢梳起，逐步梳向发根，否则会拉断头发。如发梢已分叉，最好的方法是将分叉的部分剪掉，其次是选用弱酸性的保养用品。每日用木梳将头发梳理整齐，帮助油脂均匀地分布于整根头发。外出时，可戴帽子或使用防晒喷雾，以防紫外线对头发造成伤害。

二、油性发质的养护

（一）油性发质的表现

油性头发多见于成年人，发丝较细，头发油光发亮，紧贴头皮，手感粘腻，肉眼可见头皮屑及皮肤分泌物。

（二）造成油性发质的原因

油性头发的产生多与遗传有关，头发细者发生率较高。头发的生理结构决定头发的粗细程度，头发的粗细与皮脂腺的大小呈负相关，即一般毛发粗大者皮脂腺小，而细毛则伴有大的皮脂腺。细发的圆周较小，单个毛囊在头皮上占位面积少，数量相应增多，分泌的头皮脂也多。油性发质还可能与精神压力和雄激素有关，尤其是两者兼有时。紧张状态和精神压力增加时，更容易产生油性头发。

（三）护理方法

1.饮食调理　同油性皮肤的调理一样，饮食宜清淡，多吃新鲜绿色的蔬菜和低脂高蛋白的食品。与此同时，应忌奶油食品、肥肉、含防腐剂的肉制品、油炸或腌制食品；饮酒和吃辛辣的刺激性食物会使头皮的毛细血管扩张，从而增加皮脂分泌和头皮屑的产生，应避免食用。

2.日常洗护　油性发质应选择适合油性发质的洗护产品，以防止皮脂分泌更加旺盛，造成头发出油更加严重。

3. 其他护理 避免精神紧张，保持精神愉快，并尽量使头皮部避免各种机械性刺激，也是减少皮脂分泌和头皮屑产生的有效措施。

参考文献

［1］张继平.《食疗本草》的中医美容学成就及其价值［J］.浙江中医学院学报，1990，14（4）：38-39.

［2］彭铭泉.乌发护发四季药膳［M］.郑州：中原农民出版社，2004.

［3］陈军生，许德清.毛发学［M］.北京：北京科学技术出版社，2004.

［4］单峰，黄璐琦.药食同源的历史和发展概况［J］.生命科学，2015，27（8）：1061-1069.

［5］蒲海燕.火麻保健饮料的工艺研究［J］.食品工业，2014，35（11）：77-80.

［6］徐继敏.黑芝麻水提液对鼠黑素瘤细胞黑色素生成及相关基因表达的影响［D］.武汉：华中科技大学，2009.

［7］陈少丽，郑晓洁.浅议黑豆美容的古今应用［J］.辽宁中医学院学报，2005，7（5）：503-504.

［8］Banskota A h,Teruka Y, Kadota S h. Recent progress in pharmacological research of propolis［J］.Phytother Res, 2000,（15）：561-567.

［9］王秀清，申树芳，张英锋，等.蜂胶的有效成分与功效［J］.

渤海大学学报，2010，31（3）：219-221.

［10］林红强，王涵，谭静，等.药食两用中药——芡实的研究进展［J］.特产研究，2019，（2）：118-120.

［11］陈蓉，吴启南，沈蓓.不同产地芡实氨基酸组成分析与营养价值评价［J］.食品科学，2011，32（15）：239-244.

［12］张然，王晶，张悦，等.不同产地芡实营养成分分析［J］.粮油加工，2010，（11）：68-70.

［13］董庆海，吴福林，王涵，等.山药的化学成分和药理作用及临床应用研究进展［J］.特产研究，2018，（4）：98.

［14］倪少云，宋学华.山药的营养成分分析［J］.江苏药学与临床研究，2002，10（2）：26-27.

［15］杨学梅.山药营养保健成分及其应用前景［J］.当代生态农业，2012，（4）：131-134.

［16］张子圣，钟程，刘城鑫，等.褟国维应用昆布治疗皮肤病经验［J］.中医杂志，2018，59（3）：195-197.

［17］张国强，程毅，李玲，等.胰岛素样生长因子Ⅰ和成纤维细胞生长因子与毛乳头细胞的生长［J］.中国组织工程研究与临床康复，2010，14（50）：9346-9349.

［18］曲珍仪，刘颖.中药治疗白发和脱发的作用及其作用机制研究进展［J］.中医药临床杂志，2017，29（5）：750-754.

［19］黄建魁，谢英彪，管俊.脱发简便自疗［M］.北京：人民军医出版社，2007.

［20］王万春.脱发效验秘方［M］.北京：中国医药科技出版社，2014.

［21］程朝晖，谢英彪.谁动了我的头发［M］.郑州：中原农民出

版社，2010.

［22］郭姣.中医药营养学［M］.北京：中国医药科技出版社，2007.

［23］王维恒.脱发千家妙方［M］.北京：人民军医出版社，2012.

［24］美雯.精选蔬菜食疗600方［M］.北京：中国计划出版社，2005.

［25］栀子.脱发食疗与用药［M］.北京：化学工业出版社，2009.

［26］刘世敏，于志清.脱发的中西医治疗［M］.上海：上海中医学院出版社，2002.

［27］张君坦，郑霄阳，林忠豪.头发养护与脱发防治160问［M］.北京：人民军医出版社，2018.

［28］欧阳军.头发的自然养护［J］.服务科技，1994（6）：20-22.

第六章
肠道菌群-发酵食品-脱发

第一节 认识肠道菌群

一、肠道菌群概述

人体的微生态系统主要包括口腔、呼吸道、胃肠道、泌尿道和皮肤 5 大生态领域。这其中胃肠道微生态系统是人体微生态学的重要组成部分，它相对最大、最复杂。在漫长的自然选择下，人体胃肠道内形成对人体有益的和必需的微生物群落，这些菌群由 400 余种细菌组成，主要种类为厌氧菌、兼性厌氧菌、好氧菌，其中专性厌氧菌所占比例较大达到 98% 以上。整体细菌数量是人体细胞总数的 10 倍之多，并且基因总数至少是人类基因组的 150 倍，与人体存在着密不可分的互利共生关系。在胃肠道微生物系统中，胃与小肠内所含细菌种类相对较少，大部分为乳酸杆菌、酵母菌、链球菌、葡萄球菌等。小肠包括十二指肠、空肠及回肠，其中十二指肠内的菌群结构与胃部最相近，十二指肠在空腹时大部分是革兰氏阳性需氧菌，回肠中革兰氏阴性杆菌是优势菌群。大肠内环境呈中性或弱碱性，有利于细菌大量繁殖，细菌数量最多。粪便干重的 1/3 是细菌，其中厌氧菌所占的比例较大，相当于需氧菌的 100 ~ 10000 倍。在漫长的人类进化过程中，这些细菌与人体彼此相互依存，相互制约，共同维持着胃肠道内微生态平衡。胃肠道微生态系统始终保持在稳定的状态则人体处于健康状态，如果因为某些外在因素例如机体遭遇细菌、病毒等微生物等入侵导致微生态系统中的动态平衡被打破，会引起多种疾病。

大量文献表明，肠道菌群参与宿主体内糖代谢、脂代谢、氨基酸等多种营养物的代谢，对宿主健康状态的影响是显著的，因此肠道菌群与代谢疾病的发生发展是密切相关的。肠道菌群和代谢紊乱是联系在一起的，肠道菌群作为一种环境因素，参与这些后天发生的代谢疾病是容易理解的。

二、肠道菌群的生理作用

（一）营养作用

未被消化的食物残渣在肠道菌群的作用下逐渐分解，肠道菌群同时能分解上皮细胞产生的黏液。肠道菌群通过这两个功能参与到体内重要物质的代谢。

（二）合成作用

肠道中存在着多种厌氧菌，这些厌氧菌是维生素的合成原料，可以合成维生素 B_1、维生素 B_2、维生素 B_{12} 及维生素 A、维生素 E、维生素 K 等，同时还可以生成很多微量元素和各种矿物质离子，参与钙、镁、铁等离子的吸收。

（三）生物屏障作用

定植在人体肠道内的正常微生物群能够加强肠上皮细胞之间的联系，还能够降解肠黏膜上皮细胞中的多糖类物质，从而抵制病原菌的侵袭。同时，寄居在肠道中的微生物群还可以降低肠道内的 pH，达到抑制致病菌生长的目的。

（四）物理屏障作用

肠道上皮细胞可自体生成一层聚集在细胞表面的黏液，相当于一层保护膜，保障肠黏膜不被病原菌侵入。定植在肠道的细菌部分可以刺激肠上皮细胞产生黏液，避免有害菌和其他有害物质的黏附。益生菌可以刺激肠上皮细胞再生，阻止致病菌对肠道黏膜的侵袭作用。其实，正常情况下的胃肠蠕动也可以起到保护的作用，通过蠕动防止致病菌侵入。

（五）免疫作用

肠道黏膜中含有大量的淋巴细胞，这些淋巴细胞可以分泌分泌型球蛋白，能有效中和黏膜上皮内的病原体，快速准确地追踪到黏膜内层的病原体，二者结合形成免疫复合物，从而将病原体排出体外。同时也有实验显示，分泌型球蛋白在双歧杆菌抑制其他肠道细菌的过程中扮演重要角色。通过无菌动物与正常动物的对比实验发现，肠道菌群在宿主免疫器官发育过程中起重要作用。

（六）激活免疫因子参与免疫调节

肠道菌群能够激发巨噬细胞的活性，对细胞因子介导的分泌过程起积极作用，还能提高机体免疫能力和抵抗病原菌入侵的能力。特定情况下，免疫因子能够替代免疫调节剂，激发人体干细胞的造血活性，加强成熟细胞的功效。

三、肠道菌群与疾病

肠道菌群被称为携带人"第二基因"的"隐形器官"，逐渐成为研究热点，甚至被认为是内分泌器官。肠道菌群结构和功能的改变与肥胖、心血管疾病和Ⅱ型糖尿病有关。目前发现肠道菌群与多种疾病均有相关性，尤其与慢性代谢性疾病关系密切且作用机制明确，现总结如下。

（一）肠道菌群与高脂血症

高脂血症是指血浆中胆固醇或甘油三酯水平过高，可引起如动脉粥样硬化、冠心病等严重危害人类健康的疾病。2010—2030年期间，血清胆固醇水平的升高将导致我国心血管病事件约增加920万。我国儿童、青少年高胆固醇血症患病率也有明显升高，中国成人血脂异常患病及相关疾病负担将继续加重且高脂血症患病具有年轻化趋势。

肠道菌群中的乳酸杆菌、双歧杆菌及肠球菌等与脂质代谢有直接关系。肠道菌群在加速胆固醇的降解、产生短链脂肪酸以及影响胆汁酸的肠肝循环三个方面调节血脂在血与肝脏中的分布，从而实现降低血胆固醇的作用。第一，在肠道内，一些菌群可以产生胆固醇氧化酶，胆固醇在酶的作用下生成胆固烯酮，最后被降解成类固醇、胆固烷醇和粪便一起排出体外；第二，肠道内的乳酸菌、双歧杆菌等部分微生物发酵未被小肠吸收的淀粉和多糖产生短链脂肪酸，短链脂肪酸中的丙酸可以抑制肝脏内脂肪酸和脂肪的合成调节胆固醇在血与肝脏的重分布，从而使血清中甘油三酯和胆固醇水平显著降低；第三，乳酸菌、双歧杆菌等肠道微生物还可以结合胆汁酸水解酶，将脂类溶解成包括胆固醇在内的不溶于水的各种脂类，其中胆汁酸与胆固醇结合成胆汁酸盐，胆汁酸盐可以增加胆固醇在水中的溶解度，促使肝脏利用胆固醇合成胆汁酸，这样使得血中更多的胆固醇被转化，从而影响胆汁酸的肝肠循环达，到降低血中胆固醇水平的目的。

（二）肠道菌群与糖尿病

目前，人们的生活方式、饮食结构、环境因素等方面都在不断改变，人口老龄化、肥胖及肥胖并发症等的发生率均在增加。糖尿病尤其是 2 型糖尿病增加指数最为明显，而且发病年龄有年轻化的趋势。糖尿病及其并发症的广泛流行，不仅给人类的生命健康带来了严重的威胁，同时也给整个社会和家庭带来了沉重的经济负担，因此糖尿病的预防和防治已成为一个重大的全球性公共卫生问题。

糖尿病（DM）是一种多病因的代谢性疾病，特点是慢性高血糖，伴随因胰岛素分泌减少或作用缺陷引起的糖、脂肪和蛋白质代谢紊乱。它分为 1 型糖尿病（胰岛素依赖型糖尿病）和 2 型糖尿病（胰岛素非依赖型糖尿病）。1 型糖尿病是由于自身免疫机能发生异常，胰岛细胞被破坏，胰岛素几乎无法分泌而产生的。2 型糖尿病是因生活习惯或易患糖尿病的体质造成胰岛功能的低下和胰岛素分泌不足而产生的。95% 的糖尿病都属于 2 型糖尿病，1 型糖尿病只占少数。糖尿病及其并发症的发生和发展与诸多因素有关，现代研究证明糖尿病及其并发症与肠道菌群关系密切，肠道菌群的研究已成为阐明糖尿病发病机制的热点。目前国内外不少研究者对不同类型的糖尿病患者肠道菌群的多样性进行了研究。

　　肠道内两大优势菌种分别是厚壁菌门和拟杆菌门。这两种菌门对肠道菌群的影响是最直接的也是最显著的。实验研究发现，与正常人肠道内菌群结构相比，糖尿病患者从门水平到种水平均发生了变化。这其中，厚壁菌门和拟杆菌门改变最为明显，厚壁菌门相对丰度下降，拟杆菌门相对丰度上升，厚壁菌门 / 拟杆菌门的比值降低，且此比值和糖耐量成正相关。拟杆菌主要产生乙酸盐和丙酸盐，厚壁菌产生丁酸盐。乙酸是胆固醇合成的底物；丙酸影响脂肪生成和糖异生；丁酸是结肠细胞的主要能量来源，可提高胰岛素敏感性，并发挥抗炎、抗肥胖作用。因此，厚壁菌门和拟杆菌门在糖尿病患者中的这种变化会引起炎症因子诱导机体的免疫系统激活。肠道共生菌阿克曼菌、产丁酸菌及宿主肠道抗菌肽水平随着受试者糖代谢受损程度而梯度下降，从基因和蛋白层面发现肠杆菌微生物在糖尿病前期人群的特异性富集，提示其可能是促进糖尿病前期最终发展成糖尿病的一个潜在的风险因子。

（三）肠道菌群与高血压

调节心血管活动的中枢广泛分布于从脊髓到大脑皮层的各个水平，中枢神经系统（CNS）对高血压的发生及发展起重要的作用。"脑－肠轴"调节系统是中枢神经系统与胃肠道功能相互作用的双向调节轴，其功能的正常发挥是肠道菌群维持稳定的条件，同样，肠道菌群也能影响神经系统的发育和功能，两者协同发挥调节作用，又称为"菌群－肠－脑轴"。

目前关于肠道菌群与高血压的关系，有很多科学工作者进行了研究，取得了重大的进步。高血压患者肠道菌群丰富性及多样性减低，患者的菌群丰度、均匀度、歧异度明显不同，粪便菌群的变异程度大。当菌群结构和相对丰度值发生变化后，菌群产生的代谢物短链脂肪酸（SCFA）通过与 G 蛋白偶联受体（GPCR）及嗅觉受体 O1fr78 结合，调节机体血压。SCFA 除了通过受体调节血压外，还可以反向调节菌群结构，促进有益菌种的生长，抑制肠腔内潜在致病菌的增值，缓解与高血压有关的免疫炎症反应。除了代谢成短链脂肪酸外，菌群产生的代谢物还可以代谢成为氧化三甲胺（TMAO），TMAO 可以降低 Ang Ⅱ 诱导的高血压小鼠血压上升的速度及程度。日常生活中，在肠道菌群及肝脏黄素单氧化酶的作用下，红肉、奶酪及鸡蛋等食物均会转化成 TMAO。

总之，肠道微生物组的改变与高血压的发生发展具有明确的相关性。调控肠道菌群有望作为心血管病的潜在治疗靶点，但其作用机制和临床效果尚待进一步研究、评估，其适应证和具体治疗策略也需要进一步被大规模、多中心的临床观察论证。

除了代谢性疾病外，肠道菌群与炎性反应性肠病（如溃疡性结肠炎和克罗恩病）有密切联系；肠道菌群与抑郁症、焦虑症、自闭症等神经系统疾病有关；肠道菌群在肿瘤的发生、预后及疾病转归中发挥至关重要的作用，肠道菌群可减少炎性反应及致癌因子的活性。

第二节　脱发的元凶——肠道菌群紊乱

一、肠道菌群 – 生物素 – 脱发

20世纪30年代，研究者在研究酵母生长因子与呼吸促进因子时，发现喂食生鸡蛋蛋白可诱导大鼠脱毛和皮肤损伤，恰巧从肝中发现了一种可以防治脱发的因子，这种重要的因子就是生物素。生物素，又称维生素H、辅酶R，是水溶性维生素，同时也属于维生素B族，主要来源于蘑菇和大豆。它在人体中发挥着重要的生物功能，它是合成维生素C的必要物质，也是脂肪和蛋白质正常代谢不可或缺的物质，作为一种维持人体自然生长、发育和健康的营养素被研究者所追捧。哺乳动物肠道细菌可以产生生物素。研究表明生物素的缺乏与脱毛、体重减轻、皮炎等都有重要的关系，甚至可以说"生物素是秃头一族的救星"。生物素不但具有防止落发的功效，还能预防现代人常见的少年白发，同时在维护

皮肤健康中也扮演着重要角色。

但是肠道菌群和生物素之间会有什么样的关系？外国的一项研究揭开了面纱。*Cell Reports* 发表了一篇以 "Intestinal Dysbiosis and Biotin Deprivation Induce Alopecia through Overgrowth of Lactobacillus murinus in Mice" 为题的文章，在学术界引起轰动。作者提出：脱发的元凶是肠道菌群，中间的测定因子就是生物素。在这篇文章中，研究者以生物素为评价指标，以肠道菌群为切入点，选择抗生素对肠道菌群的干扰作为突破口，建立万古霉素的脱发模型，通过对 16S rRNA 高通量测序的方法对可变区基因 V_3–V_4 区域进行测序分析，发现脱发小鼠肠道中厚壁菌门（Firmicutes phylum）中的鼠乳杆菌（*L. murinus*）种类异常升高，而恰巧这种细菌不能产生生物素，并且还会引起生物素缺乏，继而便会导致脱发。随后，研究者用鼠乳杆菌喂养体内无细菌的小鼠时，发现脱发现象变得加严重，小鼠变得几乎完全秃头。随后，他们进行了对照试验，给正常小鼠和体内无细菌的小鼠喂食正常水平的生物素，但添加了鼠乳杆菌，这些小鼠完全没有脱发。结果证明，鼠乳杆菌是脱发的重要因素。这一结论让研究科研人员兴奋不已，它充分证明了肠道菌群以及饮食会影响脱发，完全可以通过操纵肠道微生物群的组成，如直接注射生物素、设计益生菌膳食补充剂来治疗脱发。

二、肠道菌群－脂溢性皮炎－脱发

脂溢性皮炎是皮肤科的常见病、多发病，是在皮脂溢出较多的部位发生的慢性炎症性皮肤病。发生在头皮者称为头皮脂溢性皮炎，具有局部脱发、鳞屑、瘙痒等临床表现，具有病程长、易复发等特点。目前研究报道，头皮脂溢性皮炎与微量元素缺乏、免疫功能异常、雄性激素升高、皮脂分泌旺盛以及营养代谢异常等相关。

目前，有研究者对脂溢性皮炎患者粪便中的菌群结构进行考察发现：需氧菌中肠杆菌数目增多，肠球菌数目减少；厌氧菌中类杆菌、梭菌增多，双歧杆菌、乳杆菌数减少。可见，脂溢性皮炎患者肠道菌群中需氧菌总数与厌氧菌总数总体显著下降，各种常见正常菌群值及比例也多有改变，说明脂溢性皮炎患者的肠道菌群显著失调。肠道正常菌群是一个敏感而又复杂的系统，宿主的器质性、功能性或精神的变化，以及外界环境中的物理、化学或生物性改变都会迅速引起它的变化。代谢、内分泌、饮食和环境等因素的改变，可同时引起肠道正常菌群的变化；高蛋白、高脂肪、低纤维性饮食会促进腐败性细菌如梭菌、类杆菌、肠杆菌等的生长，抑制双歧杆菌、乳杆菌生长。双歧杆菌等厌氧菌群能产生有机酸，促进肠蠕动，若这些细菌减少，势必造成肠蠕动减弱，出现不同程度的便秘或大便干燥等"热滞"现象。同时因排便不畅，许多有害产物（如氨、胺、酚等）和毒素等被过多吸收，进一步加重肠道菌群紊乱，从而影响到消化系统乃至整个机体的代谢和平衡，可能会加重脂溢性皮炎，造成皮脂腺分泌异常、皮脂成分改变与机体特异性免疫功能低下，继发皮肤正常菌群（如糠秕孢子菌、痤疮丙酸杆菌）的改变，导致头皮脂溢性皮炎的发生，最终导致脱发。因此，菌群生态失衡是脂溢性皮炎发生发展的影响因素。

三、肠道菌群 – 内分泌紊乱 – 脱发

人类肠道中定植着大量的肠道微生物，它们种类繁多，数量巨大。肠道微生物的重量可达 1.5kg，其细胞数量是人体细胞的 10 倍。这些肠道微生物与人类相互依存，相互影响，相互适应，共同进化，并在多个层面上影响着人类的能量代谢、机体免疫、饮食习惯甚至是情绪。我们将这些定植于人类肠道中的与人类健康息息相关的微生物群落称为肠道菌群。当肠道菌群发生紊乱时就会引起肥胖、高血压、糖尿病等各种疾病。其中肥胖是引起脱发的主要原因。肥胖者体内游离脂肪酸含量较高，易堵塞毛孔，影响毛囊正常的生理功能，造成脱发；同时肥胖的人，平时摄入的营养过剩，使得相关的内分泌功能紊乱，致使毛囊容易被栓塞，使头发的营养供应出现障碍，最终导致脱发的发生。

有研究报道，动物实验中，研究人员将肥胖小鼠的肠道菌群移植到正常小鼠肠道内，将肠道菌群移植小鼠与健康小鼠在同样条件下喂养，一段时间后肠道菌群移植小鼠的体脂率明显高于健康小鼠，且进食率低于健康小鼠，也就是说肠道菌群移植小鼠比健康小鼠消耗更少的食物却增加了更多的脂肪。临床试验也证明，肠道菌群紊乱是人类肥胖的元凶之一。肠道菌群通过以下三种途径造成肥胖。

1. 特定的肠道微生物通过各种生物途径，分解肠道食物中的人类消化系统不能分解的多糖类物质，产生大量的葡萄糖或脂肪酸，增加肠道的能量吸收。当机体不需要这么多的能量时，过多的能量一部分会转化为肌糖原和肝糖原，但大

部分多余能量最终转化为脂肪储存起来，从而形成肥胖。

2. 肠道微生物还可通过抑制脂蛋白脂酶的抑制因子，促进脂蛋白脂酶的表达，而脂蛋白脂酶可以促进甘油三酯进入脂肪细胞并沉淀。但是脂肪细胞的容量是有限的，当脂肪细胞容不下机体产生的过量甘油三酯时，机体会代偿性地产生新的脂肪细胞，从而积累更多的甘油三酯，这样就会导致肥胖的形成。

3. 人类的饮食习惯决定一个人的健康状况，但是肠道菌群又恰巧会影响人的饮食习惯。例如，某些喜爱高脂高糖环境的细菌会通过某些途径影响人类对食物的喜好，从而诱使人吃大量油腻、高甜的食品。这些肠道菌群在为自己营造良好的生存环境的同时，也诱使人类变得更加肥胖。由此看来，脱发与人体内环境改变有直接关系，而健康的肠道菌群对代谢功能至关重要。改变现有不健康的生活状态，改善肠道菌群的微环境，可以说是脱发者的福音，摆脱"锃光瓦亮"的头顶也许只是时间问题。

四、中医认知"肠道菌群－脱发"

中医藏象理论认为，五脏各有所合之腑，肺脏与肠腑密切相关。此外，肺与大肠通过经脉相互络属，肺与大肠分属手太阴之脉和手阳明之脉，这两条经脉相互关联，密切联系，即"肺与大肠相表里"。肺主气，司呼吸，主治节，可宣发肃降、通调水道；"大肠者传导之官，变化出焉"。肺气肃降，大肠之气亦随之而降，以发挥其传导功能；大肠传导通畅，肺气才能和利。另外，肺通调水道的作用与大肠主津之间也有一定联系。肺主一身之气，宣发、肃降是肺脏最基本的生理功能。近代医家认为毒邪（风、湿、热）蕴羁、瘀血阻络是脱发的病因病理，解毒通络是其治疗大法。过食肥甘、贪饮酒浆、多坐少动、用神太过、劳伤心脾、营血暗耗，或气郁化火、热毒内生、损伤肾水是其致病因素；毒瘀损络、毛窍痹阻、发根失荣是其病理变化。肺病及肠，肠腑损伤，故脱发与肠道菌群紧密相关。

第三节　发酵食品和肠道菌群的关系

肠道菌群与人体长期共存，共同进化，帮助宿主消化、吸收食物中的营养物质，代谢宿主肠道中产生的有毒废物，同时产生人体必需的氨基酸、维生素、短链脂肪酸等功能物质为宿主所用。肠道益生菌菌群的数量和多样性对健康有重要影响。肠道菌群的多样性取决于多种原因，其中饮食是一个非常重要的因素。人们可以通过改变饮食习惯重新塑造肠道微生物群，以达到健康的目的。发酵食品是微生物发酵而制成的一种口味独特、营养价值高的食品，进入人体后，可以选择性地促进一些肠道有益菌的增殖，进而在一定程度上促进宿主健康。

一、认识发酵食品

（一）什么是发酵食品

利用微生物的作用而制得的食品都可以称之为发酵食

品。在有益微生物及其酶的作用下，食品原料中的糖、脂质和蛋白质等主要的营养物质被分解，转化为在发酵前所不具有的特殊风味及营养成分。

国外传统发酵食品主要包括奶酪、酸奶、清酒、韩国泡菜、德国泡菜等。中国传统发酵食品包括食醋、黄酒、白酒、酱油、豆腐乳、豆瓣酱、蟹膏、鱼酱、发酵水果蔬菜、发酵肉制品、发酵谷物食品等。近年来的研究表明，发酵食品对健康具有积极的促进作用，可以改善肠道微生物菌群结构。

（二）发酵食品的发展

1. 国内发展　2007 年，江南大学和南昌大学联合组建了食品科学领域第一个国家重点实验室——食品科学与技术国家重点实验室。2010 年，国家自然科学基金委在生命科学部设立食品科学学科，受理和评审食品科学领域的自然科学基金项目。2016 年，国家"十三五"重点研发计划"现代食品加工及粮食收储运技术与装备"重点专项第一批启动项目包括"传统酿造食品制造关键技术研究与装备开发"，涉及白酒、黄酒、葡萄酒、酱油、谷物醋、豆瓣、腐乳和泡菜八大类中国传统酿造食品，研究其生产菌种、工艺、风味、功能因子和现代生产装备。2018 年，这个专项第三批启动项目再次立项"传统发酵食品制造关键技术研究与装备开发"。

2. 国际发展　1997 年，欧盟开始整理发酵食品和生产用的菌种。2002 年，国际乳品协会出台《具有在食品中安全使用记录史的微生物清单》，共列出了 113 种菌种，其中

82 种细菌，31 种霉菌和酵母，这份清单以传统食品、使用历史和公认安全等为监管重点；2018 年，第三版名单增加到 321 种菌种，这些菌种已经涉及世界的各类发酵食品，也包括中国的发酵茶、腐乳、酱油和醋。

（三）发酵食品的优势

1. 提高营养物质吸收率　发酵食品通过微生物降解食物中的蛋白质并以其为原料，产生大量食物本身不具有的多肽和游离氨基酸，这些营养物质不仅比蛋白质更容易被人体消化吸收，并且具有特殊的生物功能，如帮助机体降低血脂、改善脂肪代谢和提高肌肉强度等。在发酵过程中，微生物产生的酶能够将原料降解，提高营养素的利用程度。发酵乳制品经过乳杆菌、乳球菌、乳链球菌和双歧杆菌等微生物发酵而成，在发酵过程中，微生物将乳制品自身的各种成分降解为小分子物质，同时促进磷和钙的溶解，使各种营养物质更易于被人体吸收。

2. 合成新营养　发酵食品在发酵过程中能合成一些 B 族维生素，特别是维生素 B_{12}；在发酵过程中分泌的植物酶，有助于分解植酸，提高人体对钙、铁等矿物质的利用率。微生物在利用营养物质的同时，还会产生一些代谢产物，如多糖、低聚糖、氨基酸、有机酸、多肽和抗生素等。

3. 分解不利因子　在发酵过程中，微生物不但保留了原来食物中的多糖、膳食纤维、生物类黄酮等对机体有益的物质，还能分解某些对人体不利的因子。如在豆类制品的发酵过程中，微生物所产生的酶将不溶性高分子物质降解为可溶性的低分子物质，产生大豆中原本含量较低的营养物质（如维生素、氨基酸和核苷酸等），同时仍然保留了大豆自身的异黄酮和低聚糖等生物活性物质。另外，微生物在新陈代谢过程中会产生不少代谢物，能抑制体内有害物质生成，还会消耗碳水化合物的能量，所以发酵食物的脂肪含量较低。

4. 微生态调节作用　微生物自身的糖基转移酶和糖苷水解酶能够将食物中的碳水化合物转化生成低聚糖。低聚糖的特点是不会被人体消化系统分泌的淀粉酶降解，因此能够直接进入肠道并促进肠道益生菌生长，从而实现调节人体微生态的作用。发酵制品中还含大量的生理活性物质，能够参与调节人体代谢，改善消化、神经和免疫系统的功能，有助于提高机体免疫力以及预防和治疗部分疾病。同时，发酵制品中所含有的益生菌也会随着食物一起进入肠道，抑制对人体有害的菌群的生长，从而起到调节人体微生态环境的作用。

二、发酵食品对肠道菌群的影响

中国地域辽阔，各地的饮食习惯虽有差别，但都有喜食发酵食品的习惯，而这些发酵食品中都蕴含丰富的乳酸菌。乳酸菌（lactic acid bacteria，LAB）是一类能利用可发酵碳水化合物产生大量乳酸的细菌的通称。在人体肠道内栖息着数百种细菌，乳酸菌的数量超过百万亿个。乳酸菌对人体健康有积极影响，可提高人体免疫力，促进肠道有益菌的生长与繁殖；乳酸菌能够调节肠道微生物区系的平衡，增强机体的免疫力和抵抗力，促进肠道的生长和发育，抑制病原微生物生长，维持动物肠道菌群平衡，调节胃肠道消化吸收，降低肠杆菌科细菌在胃肠道各部位定植水平而影响肠道菌群的微生态平衡，进而促使肠道微生态向健康平衡态发展。

乳酸菌通过发酵乳糖产生大量的短链脂肪酸，降低肠道 pH 值，抑制致病菌的繁殖，因此也将乳酸菌称为益生菌。以乳酸菌为代表的益生菌是人体必不可少且具有重要生理功能的有益菌，它们在人体肠道中的定植丰度，直接影响到人体的健康水平，对人的健康与长寿至关重要。人体肠道内的益生菌丰度，随着年龄的增长逐渐降低，老年人肠道内益生菌数量与青少年时期相比约下降至原来的 1/1000 ～ 1/100，而长寿老人肠道中益生菌的数量比老年人群均值高出 60 倍。在同龄人群中，健康个体肠道内益生菌的数量是病患个体肠道内益生菌数量的 50 倍。因此，人体肠道中的益生菌数量已经成为衡量人体健康长寿的重要指标。

三、各种发酵食品与肠道菌群的关系

（一）发酵乳制品对肠道营养代谢的影响

发酵乳制品是以牛乳、羊乳、马乳为原料，经乳酸菌、双歧杆菌和酵母菌等发酵制成的。其代表性产品有酸奶、干酪、开菲尔乳、发酵奶油等。乳的发酵，使各种成分降解，增加了可溶性的磷和钙，并合成了一些水溶性的维生素，有效地保存了乳酸菌活性，在发酵中菌种产酸、产香、产酶等促使液态凝固，具有丰富的营养价值。食用发酵乳制品不仅可以使人体内乳酸菌含量增加，还可以调节肠道功能，抑制有害菌的生长繁殖。近年来，研究发现利用发酵乳干预调控肠道营养，使其参与宿主体内糖、蛋白质和脂肪等物质的代谢，其产生的主要营养成分能够很好地调控宿主的营养水平和健康状况，并对维持肠道菌群的平衡起到重要的作用。

发酵乳制品中含有大量的肠道有益微生物，如乳酸菌、双歧杆菌等，长期摄入发酵乳制品可以增加肠道有益菌的量，使其成为肠道优势菌群，从而抑制肠道有害菌群的生长繁殖，起到保护人体健康的作用。肠道是营养物质消化吸收的主要场所，由于发酵乳制品中乳酸菌及酵母菌等有益微生物可以自身产生有利于人体的中间代谢产物来调节肠道微生物平衡，再加之发酵乳制品自身具有丰富的营养物质及活性分子，从而促使其表现出一定的保健特性。研究表明，当利用乳酸（LA）对脂多糖（LPS）刺激的大鼠肠道黏膜微血管内皮细胞进行处理时，发现乳酸也能够抑制转录因子 NF-kB 的活性，从而有效地促进肠和胃黏膜的生长，促进胃蛋白酶原和其他酶原的产生，最终提高肠道的消化功能。酸奶在发酵过程中，其中的蛋白质也会被分解成短链的肽和游离的氨基酸。酸奶中乳酸乳球菌产生的代谢物是一种安全、无毒副作用的抗菌肽，它通过促进营养物质吸收来调节营养物质的代谢以及肠道微生物的平衡。

（二）大豆发酵食品对肠道代谢的影响

大豆发酵食品是指以大豆或大豆制品为发酵基质经微生物作用所形成的食品。大豆发酵食品发展历史悠久，营养成分丰富，在世界饮食文化中占有重要的地位。日本的纳豆、韩国的大酱和清麹酱、印度尼西亚的天培、中国的豆豉和豆腐乳等都是颇具特色的传统豆制发酵食品。

　　大豆在发酵过程中，在微生物及其所分泌的生物酶的作用下，将大豆原料中的大分子有机物进行分解和重组，同时经过复杂的生化作用，形成了许多对人体有益的代谢产物，具有独特的生理机能。发酵豆制品中的大豆异黄酮和大豆低聚糖等是具有生理活性的功能性因子。大豆低聚糖通过促进益生菌增殖改善胃肠道机能，由于人体中缺乏 α-D- 半乳糖苷酶，当大豆低聚糖进入机体后并不会被分解吸收，而是进入大肠后被肠道内的乳酸菌、双歧杆菌等益生菌利用，从而使得大豆低聚糖具有促进肠道内益生菌增殖生长的作用，同时还可以改善肠道微生态系统，进而对人体健康产生良性影响。

　　淡豆豉是由豆科植物大豆的成熟种子辅以青蒿、桑叶等中药经发酵加工而成。现代研究表明其具有多种活性成分，如异黄酮、多肽、低聚糖、豆豉纤溶酶，这些物质还具有广泛的药理作用，如降血脂、降血压、抗氧化、免疫调节、预防骨质疏松等，作为药食兼用的中药，在临床上被广泛应用于疾病的预防和治疗。有研究者发现，淡豆豉对从粪便中分离培养的肠杆菌、肠球菌、双歧杆菌、乳杆菌、产气荚膜菌和脆弱拟杆菌 6 种人体肠道常住菌具有调节作用。淡豆豉可促进脆弱拟杆菌增长，而其他 5 种菌的生长均被不同程度的抑制，其中对乳杆菌和肠球菌抑制作用最强。这只是初步阐明了淡豆豉对肠道菌群中常住菌的作用规律，明确了以大豆为基质的发酵物对肠道菌群生态平衡的影响，为淡豆豉用于保健及临床应用提供了理论依据。

（三）面食发酵制品对肠道代谢的影响

面食发酵制品，是利用酵母菌使面粉发酵，再经过一定步骤蒸制而成。在发酵过程中，碳水化合物等物质被分解掉，使得面粉自身所含能量减少，食用后既能达到饱腹的效果，也不会摄取大量卡路里造成肥胖。酵母菌通过与有害菌竞争营养素来抑制有害菌生长，通过释放抗菌性物质杀伤有害菌，在肠道上皮细胞形成一层保护膜，阻止有害菌的入侵，改善肠道微生态环境，保持健康的胃肠道功能；同时，酵母菌还可以合成短链脂肪酸和维生素，加强营养物质的吸收。

（四）茶制品对肠道菌群的影响

普通制茶工序和微生物发酵工序结合可以制成发酵茶，包括轻发酵茶、半发酵茶、全发酵茶和后发酵茶四种类型。经研究，发酵茶调节肠道功能可能的作用机理是以与调节肠道菌群数量及肠道免疫力相关的基因为靶标，维持肠道微生态的平衡，使肠道免疫能力保持在相对正常的水平，达到调节肠道功能的目的。发酵后的茶叶活性成分除了能抑制病原微生物外，还能够促进肠道中有益微生物的生长和繁殖。通过微生物发酵工序制成的茶内的茶多酚物质被有效分解，同时茶多酚氧化物含量增加，不仅改变了传统茶中茶多酚刺激胃部的弊端，同时还具有养胃的功效。乌龙茶、红茶等都是常见的发酵茶，能够有效调节肠杆菌、肠球菌、双歧杆菌和乳杆菌的数量，具有恢复肠道微生态平衡的作用。黑茶能够优化肠道内的菌群结构，使肠球菌、乳酸杆菌和双歧杆菌等益生乳酸菌数量增多，能够使肠道内的菌群结构趋于多样性，从而使肠道微生态系统更加稳定，维持机体的健康状态。

（五）发酵蔬菜对肠道菌群的影响

发酵蔬菜作为传统发酵食品的一种，主要分为泡菜、酱腌菜、蔬菜汁类和渍酸菜等，尤其以泡菜为典型代表。韩国泡菜（kimchi）被称为韩国"第一菜"，是传统的发酵食品，主要以不同种类的蔬菜为原料，如白菜、萝卜和黄瓜等，混合多种佐料，包括盐、红辣椒粉、蒜、韭菜、姜以及其他香料，在低温环境下发酵而成。在其发酵过程中，活性乳酸菌生长繁殖加快，在起始发酵和主发酵阶段，占优势的乳酸菌主要有植物乳杆菌、短乳杆菌、膜状明串珠菌、戊糖片球菌等。这些乳酸菌不仅可以改善胃肠道疾病的症状和体征，如腹泻、便秘和乳糖不耐症，还可以抑制肠道致病菌的过度增殖，改善某些代谢紊乱的功效，如高血压、高胆固醇血症和动脉粥样硬化。其在代谢紊乱中的作用机制包括益生菌抑制病原菌对肠黏膜的黏附，稳定生物菌群的完整性，修复黏膜的屏障保护功能，提高能量代谢和胰岛素敏感性。益生菌还能改善微血管功能，降低胆固醇。此外，益生菌对周围血管的血流量和毛发生长有一定的促进作用。韩国檀国大学的研究团队基于现有研究中益生菌补充剂对血脂有有益的影响，进行了一系列的试验，认为益生菌能够改善外周血流量。研究团队将韩国传统泡菜和传统清麹酱制成的一种益生菌泡

菜饮料（Mogut®）用于脱发人群。按照 Hamilton–Norwood
分型划分标准，选取包括Ⅱ至Ⅴ期脱发的男性 23 例，平均
年龄为 46.52±10.14；按照路德维希分级法标准，选取包括
第Ⅰ到第Ⅲ阶段脱发的妇女 23 例，平均年龄 44.17±10.20。
46 例受试者，平均毛发数为 85.98±20.54 根 / 平方厘米，厚
度为 0.062±0.011mm，之前均没有接受过脱发的相关治疗。
所有受试者每天服用两次 Mogut®，每次 80 毫升。1 个月后，
受试者的平均毛发数量和厚度都有明显的增加，平均毛发
数为 90.28±16.13 根 / 平方厘米，厚度为 0.068±0.008mm。
4 个月后，受试者的平均毛发数为 91.54±16.29 根 / 平方厘
米，厚度为 0.066±0.009mm。该项研究表明毛发数量和厚
度的增加继发于益生菌对血液流动的改善和调节。

（六）葡萄酒中多酚物质对肠道菌群的影响

葡萄酒中的多酚及其代谢产物如儿茶素、没食子酸和咖
啡酸等，除了能够对人体组织起保护作用外，还可以改变肠
道微生物的组成，发挥益生元作用。乳酸菌和双歧杆菌是人
体内主要的有益菌群。双歧杆菌在促进人体的发育、维持和
提高免疫力、延缓机体衰老等方面起着重要的作用。乳酸菌
群具有抗感染、除毒素、协助营养摄取的功能，所以能有效
地调节肠道微生态平衡。在评估红葡萄酒和白葡萄酒潜在的
益生元效应时发现，在两种葡萄酒多酚提取物的干预下，乳
酸杆菌和双歧杆菌种群的数量均有增加，而红葡萄酒中的多
酚类化合物可使溶组织梭菌种群数量显著减少，该菌群正是
与结肠癌发展和炎性肠病发病密切相关的病原体。

第四节　认识大豆的发酵物——豆豉

一、豆豉的起源

豆原产中国，是中华民族传统"五谷"之一，古名为"菽"。豆豉古名"幽菽"。东汉的许慎在《说文解字》上说："豉，配盐幽菽也。"宋《丹铅录》解释说："盖豉本豆也，以盐配之，幽闭于瓮盎中所成，故曰幽菽。"《释名·释饮食》记载，"豉，嗜也，五味调和须之而成，乃可甘嗜，故齐人谓豉声同嗜也"，说明豆豉是古代的重要调味品及其命名的由来。这是目前有关豆豉调味的最早记载。《广雅》云："大豆，菽也。"在长期的大豆栽培食用进程中，先民逐渐发现将煮熟的大豆幽闭于瓮盎中，经过微生物发酵后的大豆制品有良好的食用与药用价值。豆豉古名"幽菽"，体现了其制备工艺中包含固体发酵过程的特点。

我国盛唐时期，豆豉生产技术先后流传到朝鲜、日本以及菲律宾、印度尼西亚等东亚、东南亚国家和地区，演变成日本的纳豆（natto，日本细菌型豆豉）和印度尼西亚的天培（tempeh，印度尼西亚根霉型豆豉），并成为当地最具特色的传统食品，见图8、图9、图10。

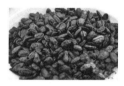 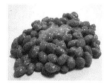 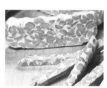

图8　豆豉　　　　图9　纳豆　　　　图10　天培

二、传统中医药学对豆豉的功能评价

豆豉自古入药，历代医药书籍中均有记载。明卢之颐《本草乘雅半偈》载："诸大豆皆可造豉，以黑大豆入药，有咸豉、淡豉两种，入药只宜淡豉。"《名医别录》云：淡豆豉"主伤寒头痛，寒热、瘴气恶毒，烦躁满闷，虚劳喘吸，两脚疼冷，又杀六畜胎子诸毒"。《本草纲目》载：豆豉有开胃增食、消食化滞、发汗解表、除烦平喘、祛风散寒、治水土不服、解山岚瘴气等功效。

三、豆豉的分类

现代研究将豆豉定义为以大豆为原料经微生物发酵而制成的传统发酵食品。按照参与发酵的微生物来源不同，可分为自然发酵和接种发酵两种类型；按照参与发酵的优势微生物菌群不同，又可分为霉菌型豆豉和细菌型豆豉两大类。根据霉菌种类的不同可分为毛霉型豆豉、米曲霉型豆豉、根霉型豆豉和脉孢霉型豆豉等；按发酵时是否使用食盐，可分为无盐发酵的淡豆豉及有盐发酵的咸豆豉。淡豆豉可以入药。有盐发酵的咸豆豉包括永川豆豉、潼川豆豉等。有盐发酵的豆豉方便食用，水分含量较高，适宜做菜肴。我国有关书籍中重点介绍的是毛霉型豆豉和曲霉型豆豉。曲霉型豆豉起源最早且分布最广，而毛霉型豆豉的产量最大且最富有特色。

（一）毛霉型豆豉

毛霉型豆豉主要微生物是总状毛霉，并伴有一定量的枯草芽孢杆菌，这决定了其酶系中含有蛋白酶、肽酶、纤溶酶和内切半纤维素酶。毛霉对温度要求较低，因而制曲时间长。毛霉型豆豉以永川豆豉及潼川豆豉为代表。由于曲中微生物类群较多，酶系复杂，且各种酶的活力不尽相同，加上发酵时间较长，因而毛霉型豆豉具有浓郁的醇香和酯香。

（二）根霉型豆豉

根霉型豆豉通常选用的菌种为少孢根霉、米根霉或毛霉。印度尼西亚的天培（也称为丹贝）是根霉型豆豉的典型代表。天培主要以少孢根霉为主，还有少量霉菌和酵母菌。有研究表明，天培中的根霉来源于用于初期包裹豆豉发酵的新鲜木槿叶。根霉是一种糖化效果极好的菌种，其中少孢根霉具有极强的蛋白酶，能将大豆中的蛋白质大分子酶解为小分子肽类，更有利于人体的吸收。

（三）曲霉型豆豉

应用于豆豉发酵较为广泛的曲霉是米曲霉与埃及曲霉。曲霉型豆豉主要代表为广东阳江豆豉和湖南浏阳豆豉。曲霉型豆豉中以细菌和霉菌为主，霉菌中米曲霉占 90% 以上，细菌以微球菌和乳球菌为主。曲霉生长于大豆表面，产生的特定酶类可以水解蛋白质和脂肪，形成风味物质。曲霉还能提供厌氧环境，在发酵表面形成保护层，达到防止脂肪酸氧化的目的。

（四）细菌型豆豉

细菌型豆豉发酵的主要微生物是芽孢杆菌、微球菌和乳酸菌等，其中芽孢杆菌在细菌型豆豉中数量最为突出，其代表物是日本纳豆和四川水豆豉。纳豆芽孢杆菌是从纳豆中发现并分离出来的，也被称为纳豆菌。它具有分解蛋白质、碳水化合物、脂肪等大分子物质的功能，使发酵产品中富含氨基酸、有机酸、寡聚糖等多种被人体吸收的成分。由于枯草芽孢杆菌产蛋白酶的能力较强，能够将大豆皮降解，且经过发酵后其维生素和游离脂肪酸含量显著提高，从而提高了人体对营养物的利用率。

四、豆豉的主要成分及作用

大豆本身就具有非常丰富的营养成分，包括蛋白质、氨基酸、脂肪、无机盐等。大豆的发酵物豆豉有着更高的营养价值，包括更高含量的可溶性氮、维生素 B_1、维生素 B_2 以及维生素 A 等。豆豉中还包含多种生物酶，比如蛋白酶等。在豆豉的生成过程中，在一定程度上破坏了胰蛋白酶抑制物，使蛋白酶更容易与蛋白质结合而得到各类中间产物。这些产物能够直接被人体吸收，加速消化。此外，在发酵过程中，还存在某些蛋白酶使大豆中的蛋白质水解，增加水溶性氮的含量，降低大豆的硬度。传统豆豉的加工过程能够增强矿物质的应用效率，能进一步提升豆豉的营养价值。其营养成分为以下几种。

（一）大豆异黄酮

大豆制品在发酵过程中，由于一些微生物能分泌 β-葡萄糖苷酶，作用于异黄酮糖苷，使糖苷几乎完全水解为异黄酮苷元，从而使大豆发酵制品中的异黄酮比大豆中的异黄酮具有更高活性。大豆异黄酮由于具有类似雌激素的作用，又被称为"植物雌激素"，具有清除自由基、抗真菌以及真菌毒素等多种生物活性，如降血糖、抗骨质疏松、补充雌激素、改善糖耐量等作用。大豆异黄酮还可以提高甲状腺对雌激素的敏感性，使甲状腺 C 细胞分泌降钙素，从而促进骨组织中骨盐的沉积，对女性闭经后的骨质疏松症起到治疗作用。

（二）大豆多肽

大豆发酵制品中的一些微生物产生的蛋白分解酶作用于原料大豆中的蛋白质，可以生成低聚肽类物质。大豆多肽在肠道中可不经降解直接吸收，吸收速度快，吸收力强，能够降低胃肠的不适感和电解质不平衡等症状的发生率，适用于消化功能较弱或者衰退、不健全的特殊人群。大豆多肽可以作为肠道营养剂或流态食品使用，以满足机体对于蛋白质的需求。大豆多肽可以使体内甲状腺激素的分泌量增加，促进胆固醇的胆汁酸化，从而阻碍肠道内胆固醇的再吸收并促使其排出体外，从而具有降低血清胆固醇的功能。大豆多肽具有抗氧化作用，在抗衰老食品、化妆品和医疗保健品等的开发中可作为天然抗氧化剂使用。大豆蛋白经特殊的酶水解后得到的大豆多肽可以抑制阻碍 ACE 酶催化水解血管紧张素 Ⅰ 成为血管紧张素 Ⅱ，从而防止血管强烈收缩。同时，大豆多肽具有和钙及其他微量元素有效结合的活性基团，可以形成有机钙多肽络合物，大大促进钙的吸收。

（三）大豆低聚糖

大豆低聚糖是大豆中可溶性碳水化合物的总称。人体虽然不能直接利用大豆低聚糖，但它可被肠道内的双歧杆菌充分利用，使双歧杆菌大量增殖，降低肠道内的 pH 值和电位，抑制肠道内有害菌的增殖，防止病原菌感染，减少有毒发酵产物及有害细菌酶的产生，减少肝脏的解毒负担，从而起到减少肝脏功能障碍的作用。益生菌在生长繁殖的过程中可产生胆汁酸，产生的游离胆汁酸可能影响胆盐水解酶活性，进而降低胆固醇水平，调节体内血脂水平，从而降低血脂和胆固醇，进而降低心脑血管疾病的风险。

大豆低聚糖还具有促进肠道蠕动、防止便秘、提高人体免疫力的功效；同时，还能促进钙质和乳制品的消化吸收，迅速给机体补充营养，具有改善蛋白质吸收和代谢、促进生长和发育、降低胆固醇及血脂等功能。

（四）褐色色素

褐色色素又被称为蛋白黑素或类黑精，是由美拉德反应产生的一类弱酸性高分子，它具有强抗氧化活性作用，还有类似食物纤维的功能，具有耐糖效果、胰蛋白酶抑制活性、抑制生成亚硝胺、抑制 ACE 活性等功能。

（五）大豆皂苷

大豆皂苷具有多种生理功能，具有一定的抗诱变能力，能有效抑制诱变剂引起的基因断裂和基因损伤，进而有效抑制癌细胞的生长。研究表明，大豆皂苷对 DNA 的损伤具有显著抑制作用，并且具有量效相关性。大豆皂苷具有抗氧化活性，可增强人体细胞抗自由基的能力，延缓衰老。大豆皂苷通过调节白介素的分泌，增加 T 细胞的繁殖，产生淋巴因子，提高细胞活性，从而增强机体免疫功能。近年来，随着对豆豉中大豆皂苷族型的深入研究，许多生理功能，如降脂、抗凝血、抗血栓、抗糖尿病、抑制过氧化脂质生成及分解、抗病毒、免疫调节等功能已经逐渐被人们熟识。

（六）豆豉溶栓酶

豆豉溶栓酶是在豆豉发酵过程中产生的一种丝氨酸蛋白酶，其最早在日本纳豆中发现，在日本叫作纳豆激酶。该酶起效快、药效长，具有很好的体内溶栓作用，可以延长血栓的形成时间，具有很好的溶栓功能。该酶不仅有显著溶栓的作用，还具有促进静脉内皮细胞产生纤维蛋白酶原激活剂的能力，从而间接表现为溶栓活性。此外，豆豉溶栓酶具有稳定性高、半衰期长、无副作用、价廉易购等特点，而且口服有效。

五、豆豉防脱发研究

豆豉是来源于豆科植物大豆的发酵品。现代研究表明，豆豉中含有大豆异黄酮、豆豉菌、豆豉溶栓酶和豆豉低聚糖等成分。其中大豆异黄酮是一种天然的雌激素，可以对抗雄激素，对内分泌紊乱及其代谢疾病具有一定作用。《养生保健指南》中也指出秋冬季节更容易掉头发，要防止脱发，就应该多吃大豆、扁豆和巧克力等食物。

我们对豆豉防脱发进行了研究。本研究在平行于小鼠背部脊柱区皮下注射丙酸睾酮溶液，建立雄激素源性脱发（AGA）小鼠模型，干预灌胃给予豆豉，考察豆豉高、中、低剂量组对脱发毛发情况、脱发程度、脱发重量、毛囊组织病理切片以及激素水平的影响。

结果表明，造模5周后，小鼠背部毛色失去光泽并呈灰暗颜色，于7周左右逐渐出现毛发脱落，给予豆豉干预后，发现脱发现象明显改善。通过对小鼠脱毛重量进行测定，发现空白组、模型组以及豆豉低、中、高剂量组脱毛重量分别为（10.34 ± 1.21、26.10 ± 4.43、21.82 ± 3.21、18.02 ± 2.87 和 16.48 ± 1.58）mg，结果显示豆豉组明显降低小鼠脱毛重量，呈剂量依赖性，对小鼠脱毛有一定的改善作用，见图11、图12。毛囊组织病理切片结果显示，与模型组相比，给药组视野内终毛较多，毳毛明显减少，见图13。

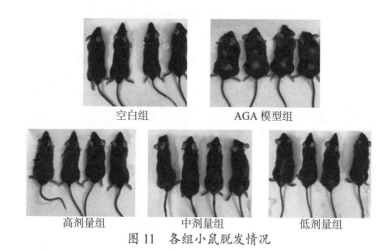

空白组　　　　　　　　AGA 模型组

高剂量组　　　　　　中剂量组　　　　　低剂量组

图 11　各组小鼠脱发情况

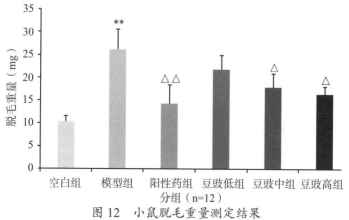

图 12　小鼠脱毛重量测定结果

图 13 中，A 是空白组，毛囊密度较高，视野内大多数都是终毛；B 是模型组，毛囊总数变少，密度减小，毳毛明显增多；C 是豆豉高剂量组，视野内终毛很多，毳毛较少；D 是豆豉中剂量组，视野内终毛较多，毳毛少量；E 是豆豉低剂量组，视野内终毛较少，毛囊密度减小。

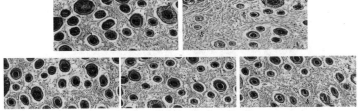

图 13　毛囊组织病理切片

注：↘在 100 倍视野内标示为终毛，直径大于内毛根鞘直径，毛干色素较深；♂ 标示为毳毛，直径小于内毛根鞘直径，毛干色素浅或无。视野内毳毛、终毛没有完全标明。

睾酮（T）、雌二醇（E_2）测定结果显示：各给药组 T 含量均低于模型组，具有显著性差异（$p < 0.05$）；各给药组 E_2 含量低于空白组，其他各组 E_2 含量均高于模型组，有明显差异（见表 1）。

表 1　小鼠血清 T 及 E_2 含量测定结果（$\bar{x} \pm S$，n=12）

分组 （n=12）	剂量 （g/kg）	T 含量 （ng/mL）	E_2 含量 （pg/mL）	T/E_2
空白组	–	2.53 ± 0.24	46.25 ± 1.78	0.05 ± 0.01
模型组	–	$4.11 \pm 0.32^{**}$	$31.29 \pm 4.48^{*}$	$0.13 \pm 0.02^{**}$
豆豉低组	3.25	$3.03 \pm 0.30^{\triangle}$	32.79 ± 6.21	$0.10 \pm 0.01^{\triangle}$
豆豉中组	6.50	$3.26 \pm 0.29^{\triangle}$	32.41 ± 6.28	$0.10 \pm 0.02^{\triangle}$
豆豉高组	13.00	$2.98 \pm 0.21^{\triangle}$	$34.36 \pm 3.19^{\triangle}$	$0.08 \pm 0.01^{\triangle}$

注：与空白组相比，模型组变化趋势，$^{*}P < 0.05$，$^{**}P < 0.01$。与模型组相比，各给药组变化趋势，$^{\triangle}P < 0.05$，$^{\triangle\triangle}P < 0.01$。

雄激素在毛发生长的过程中起着重要的作用，在正常生理状态下，能够促进毛发由毳毛向终毛转化，但雄激素如果异常增多，会导致 T/E_2 比例失调，从而导致 AGA 的发生。

本研究发现，豆豉确实有预防脱发的作用，同时可以调节 AGA 小鼠体内紊乱的激素水平，其作用机制可能与激素水平有关。

六、豆豉食疗方

中医理论认为，豆豉和胃消食与发酵过程中产生的酶类有一定关系，它们能够调节肠道菌群状态，促进消化，保护肠胃。同时，发酵后，大豆有效成分小分子化，易于消化吸收，并产生有益代谢产物，有利于营养物质的吸收。豆豉与含有丰富的维生素及矿物质的绿色蔬菜，以及富含丰富蛋白质的肉禽合理搭配，有利于头发顺利吸收血液中的营养，促进头发的新陈代谢。下面就介绍一些用豆豉做的食治佳肴。

（一）豆豉蒸排骨

材料：特级猪肋排 2 根，永川豆豉 2 汤匙，红椒 1 只，葱 1 根，姜 2 片。腌料：盐 1/4 汤匙，白糖 1/2 汤匙，生粉 1 汤匙，油 1 汤匙，蚝油 2 汤匙，料酒 1/2 汤匙，清水 3 汤匙。

制作：①排骨洗净斩块，加入腌料用手抓匀，腌制 30 分钟。②将豆豉剁成碎末；红椒去蒂和籽，洗净切成块；姜、葱都切成末。③向腌制的排骨中依次放入豆豉、红椒块和葱姜末，充分搅拌均匀。④取一深盘，倒入豆豉排骨，摊平待用。⑤烧开锅内的水，放入豆豉排骨，加盖开大火隔水蒸 30 分钟。⑥取出蒸好的豆豉排骨，洒上葱花，即可出锅。

功效：补充维生素 A、维生素 B 族、维生素 C，补钙，补铁，改善胃肠道菌群的多样性。

（二）豆豉萝卜丁

材料：白萝卜半个，胡萝卜 1 根，油 1 勺，豆豉 1 勺，水淀粉适量。

制作：①白萝卜去皮洗净，切成同等大的白萝卜丁。②热油，倒入白萝卜丁，小火煎制一下。③放入豆豉，少许清水焖煮一下。④少许水淀粉勾芡一下即可出锅。

功效：富含维生素 C 和微量元素锌，促进消化，保护肠胃，特别是对消化不良引起的便秘等症状有非常好的疗效。

（三）豆豉全鱼

材料：1 条鱼，1 汤匙豆瓣酱，2 茶匙豆豉，1 个绿辣椒，1 个红辣椒，1 块姜，2 瓣大蒜，葱花适量，1 汤匙料酒，洋葱末适量，1 汤匙料酒，2 茶匙盐。

制作：①鱼洗净，倒上料酒，均匀地抹上盐，腌制 10 分钟。②锅开火，倒油，放入鱼，煎至两侧金黄色，盛出。放鱼时的油要温而不热。③锅倒油，放姜、蒜和葱，中火炒香，加入豆瓣酱、豆豉翻炒，炒出红油。④再将鱼放入锅内，加 1 汤匙料酒和胡椒片，盖上锅盖，煮 2 分钟，然后把鱼翻过来，继续煮 2 分钟，盛出。⑤撒葱花，加一些辣椒丝。

功效：富含蛋白质、脂肪，以及丰富的硒、碘等微量元素，具有补气、健脾、养胃、化湿、祛风、利水之功效。

（四）豆豉麻酱豇豆角

材料：豇豆200g，豆豉15g，芝麻酱2勺，葱花适量，姜2片，蒜1瓣，盐少许，生抽2勺，香油、食用油适量。

制作：①洗好豇豆，切长度相同。②葱、姜、蒜等备用。③锅内烧开水，豇豆下水焯熟。④焯熟的豇豆入冷水过一下，控去水分摆盘。⑤另起锅倒入适量油，葱、姜、蒜爆锅，入豆豉翻炒后加入芝麻酱、香油、生抽、盐，快速翻两下就好。⑥将做好的汁淋在豇豆上即可。

功效：富含维生素 B_2、维生素 B_1、维生素 C、植物蛋白质、磷脂，具有健脾补肾的功效，对头发具有营养作用。

（五）豆豉酱蒸鸡腿

材料：鸡腿，洋葱，葱，姜，蒜，生抽，老抽，蚝油，料酒，花椒粉，豆豉，糖，盐，白胡椒粉。

制作：①鸡腿洗净后切一刀方便入味，洋葱切丝，葱、姜、蒜切碎待用。②洋葱丝、葱、姜、蒜加入鸡腿中，再加生抽、老抽、蚝油、料酒、白胡椒粉、花椒粉、豆豉酱、糖、盐，拌匀，装入保鲜袋中，放冰箱冷藏腌制过夜。③将腌制好的鸡腿放入蒸锅中；水开后，中火蒸20分钟左右即可。

功效：富含维生素 C、维生素 E 以及蛋白质，具有温中益气、补虚填精、健脾胃、活血脉、强筋骨的功效，具有补充头发蛋白质的功效。

(六) 蒜头豆豉牛肉苦瓜

材料：牛肉约 75g，苦瓜约 300g，玉米淀粉 1 小匙，生抽、蚝油、白糖、胡椒粉、苏打粉、料酒、食油适量。

制作：①牛肉切片入盒子，加玉米淀粉 1 小匙，抓匀，再加生抽 1/2 大匙、蚝油 1/2 大匙、白糖 1/4 小匙、胡椒粉 1/4 小匙、苏打粉 1/4 小匙、料酒 1 小匙，最后加食油 1 大匙，再抓匀以封住肉片的水分静置 30 分钟。②苦瓜切条。③把蒜头和豆豉剁碎。④中火滑炒牛肉至九成熟或断生，盛起备用。⑤转大火，锅热加油约 1 大匙，放入蒜头、豆豉，爆香。⑥倒入苦瓜，稍翻炒，加入蚝油 1/4 小匙、精盐 1/4 小匙、白糖 1/3 小匙、生抽 1 小匙。⑦倒入牛肉，料酒 1 小匙，翻炒后即出锅。

功效：富含维生素 C、维生素 B_6、蛋白质、亚油酸及锌、镁、铁等，可清热、解毒、健脾开胃，对脂溢性脱发有改善作用。

(七) 豆豉烧豆腐

材料：豆腐 250g，豆豉 2 勺，青红辣椒少许，植物油 20mL，盐 1/4 小匙，酱油 1/4 小匙，香葱少许，白糖 1/4 小匙，胡椒粉少许，姜少许。

制作：①把豆腐切小丁，用开水，加盐，焯 2 分钟左右捞起，沥干水分。②香葱洗净切末，姜切末，青红辣椒洗净切丁。③热锅凉油加豆豉小火炒出香味，加豆腐丁翻炒，炒到豆腐丁成黄色，加青红辣椒、加盐，翻炒一会。④加酱油、葱白、糖翻炒，加胡椒粉出锅。

功效：富含优质蛋白、铁、钙、磷、镁等人体必需的多种微量元素，能补脾益胃、清热润燥、利小便、解热毒。

（八）金牌豆豉鹅

材料：鹅 1 只，豆豉 2 勺，香芹粒少许，干葱少许，青红尖椒圈少许，八角少许，白糖 1/4 小匙，麻油少许，蚝油少许，盐 1/4 小匙。

制作：①将香芹粒、干葱、青红椒爆香，加入豆豉，后加入八角酒、蚝油、水、白糖、麻油。②将鹅洗干净放入锅中，中火焗 45～50 分钟即熟，将鹅捞起，等待锅中的汁起膏即可。

功效：富含优质蛋白质、钙、磷、维生素 A，具有益气补虚、和胃止渴等作用，适宜身体虚弱、气血不足、营养不良之人食用。

（九）豉香肉

材料：猪五花肉片 500g，豆豉 2 勺，小米辣椒少许，大蒜片少许。

制作：①先把豆豉用清水浸泡 5 分钟，捞出来控水待用。②锅入适量的油烧热，把豆豉倒进去翻炒几下，再加小米辣椒炒成咸鲜味。③净锅入油烧热，倒入猪五花肉片先爆炒至熟，再依次加入小米辣椒和大蒜片，调味后改小火焖制，待起锅装入盛器内，撒些葱花便可上桌。

功效：富含蛋白质、B 族维生素、钙、铁、磷等营养成分，可提供促进铁吸收的半胱氨酸，能改善缺铁性贫血，补充头发营养。

（十）豆豉粉丝小白菜

材料：小白菜 10 棵，粉丝 1 把，虾皮少许，蚝油 5g，生抽 5mL，大蒜 5g，姜 3g，葱 1 根，干豆豉 5g，白砂糖 2g，米醋 5mL。

制作：①粉丝放入凉水中浸泡 20 分钟，变软后捞出备用。②小白菜切掉根部，清洗干净后，放入开水锅中焯烫半分钟后捞出过冷水，挤干水分，切成 5cm 长的段。③在盘子中铺入粉丝和小白菜。④将蚝油、生抽、米醋放入容器中，调匀做成料汁。⑤锅中倒入油，大火加热，待油温五成热时，放入蒜末和姜末，炒香后，加入干豆豉，用中火继续煸炒 1 分钟，然后放入虾皮翻炒半分钟盛出。⑥将炒好的菜和调好的料汁倒在粉丝和白菜上，放入消毒锅中，水开后，蒸 4 分钟，关火。⑦香葱洗净后切成小圈，放入蒸好的小白菜上，最后烧少许热油，浇在小白菜上即可。

功效：富含蛋白质、钙、铁等营养成分。

（十一）豆豉蒸腐竹

材料：腐竹 100g，豆豉 15g，大蒜 3 瓣，剁椒 1 勺，生抽 2 勺，白糖少许。

制作：①腐竹提前泡发好，大蒜、剁椒、豆豉备好。②泡发好的腐竹切成段。③将碎块、小块的腐竹铺在盘子底，将整齐的腐竹码在上边。④大蒜、豆豉切末。⑤锅中放少许食用油，小火炒香豆豉、大蒜、剁椒。⑥加入 2 茶匙生抽、少许白糖，炒出香味后浇在码好的腐竹上，入蒸锅，大火上汽后改中火蒸 10 分钟即可。

功效：富含蛋白质、钙、磷、铁以及硫胺素、核黄素和烟酸等人体所需的微量元素。

（十二）肉末豆豉香干

材料：瘦肉 40g，香干 300g，醋 1mL，料酒 2mL，生抽 3mL，豆豉 20g，玉米油适量。

制作：①瘦肉切成末，放入醋、料酒、生抽腌制半小时。②香干切小块。③锅内倒入适量玉米油加热后倒入瘦肉翻炒至六七成熟。④倒入香干翻炒熟。⑤倒入豆豉翻炒一会入味即可出锅。

功效：富含蛋白质、钙、铁等营养成分。

（十三）豆豉烧冬瓜

材料：冬瓜 500g，豆豉 10g，油 30mL，盐 1g，生抽 15mL，蚝油 3mL，豆豉 1 勺，葱花 8g，高汤 1 碗。

制作：①冬瓜去皮洗净，切大块。②豆豉冲洗干净，沥干水分备用；香葱洗净切葱花。③热锅倒油，放冬瓜煎至表面微黄，放豆豉煸香；倒入蚝油翻炒均匀；淋入生抽翻炒均匀；撒盐翻炒均匀；倒入高汤焖 4 分钟左右。④待汤汁快收干之前，加 1 勺豆豉翻炒均匀。⑤撒葱花翻炒均匀即可。

功效：富含维生素 C 以及亚油酸、膳食纤维等多种营养物质，具有清热解毒、护肾消肿等作用，对头发具有营养保健作用。

（十四）豆豉炒肉蒸南瓜

材料：南瓜 300g，猪后腿肉 100g，姜 1 片，生抽 1 勺，青辣椒半个，豆豉 2 勺，玉米油 40mL，盐适量。

制作：①南瓜切片，放在盘子里摆好，中间低，边上高，然后上锅蒸熟。②猪后腿肉剁碎，姜切碎一起放入碗里，放玉米油适量，1 勺生抽，搅拌均匀腌 10 分钟。③青辣椒切碎。④炒锅倒适量的玉米油，油热后倒入腌制好的肉，中大火快速翻炒开。⑤炒熟的肉拨至锅边，用锅里的油炒青辣椒，撒点盐在青辣椒上。⑥翻炒几下和肉混合起来，放 2 勺豆豉。⑦大火快速翻炒均匀。⑧炒好的肉倒在南瓜中间，上蒸锅再蒸 3 分钟即可。

功效：富含氨基酸、活性蛋白、类胡萝卜素及多种微量元素，具有补中益气、解毒杀虫的功能，适用于脾虚气弱、营养不良。

（十五）豆豉蒸鸡翅

材料：鸡翅适量，葱适量，姜适量，蒜适量，干豆豉适量，生抽适量，老抽适量，料酒适量，烹调油适量。

制作：①鸡翅加盐加水泡洗干净。②鸡翅正、反两面各划两下，摆在碗中。③往鸡翅中倒入约 30mL 生抽，15mL 老抽，10mL 料酒腌上。④葱、姜、豆豉斩碎。⑤锅倒油，下入葱、姜、豆豉炒香。⑥将炒好的小料倒入鸡翅中。⑦放在笼格上大火烧开，转小火蒸 20 ～ 30 分钟。⑧盛出鸡翅摆盘，放上葱丝，另起一锅，将油烧热，浇在鸡翅上即可。

功效：富含维生素 C、维生素 E、蛋白质等，可温中益气、补虚填精、健脾胃、活血脉，对头发具有营养保健作用。

（十六）豆豉酱烧土豆

材料：土豆 250g，姜少许，蒜少许，豆豉酱 2 勺，小葱少许，红尖椒少许。

制作：①土豆洗净切块，姜、小葱、红尖椒切好备用。②锅放油烧热，放入姜、蒜炒香倒入土豆块煎两面微黄。③放入 2 勺豆豉酱炒匀。④加水没过土豆，转小火烧至土豆熟，最后加入少许葱和红尖椒即可。

功效：含有维生素 A、维生素 C、矿物质、淀粉、木质素等物质，可预防脾胃虚弱、消化不良、肠胃不和、便秘等。

（十七）豆豉鲮鱼莜麦菜

材料：葱少许，姜少许，豆豉鲮鱼罐头 1 罐，莜麦菜 250g，蒜少许，鸡精少许，油 40mL。

制作：①莜麦菜洗干净控干水分，切成两段。②蒜头拍扁，取罐头鲮鱼里面的油，热油锅，爆香蒜头，然后倒进莜麦菜，小火翻炒莜麦菜至软后，拨到旁边，中间放入豆豉鲮鱼，继续爆炒，边炒边用锅铲把鲮鱼弄成小块。③加入白糖，少量盐，出锅装碟。

功效：富含维生素和大量钙、铁、蛋白质、脂肪、维生素 A、维生素 B_1、维生素 B_2 等营养成分。

（十八）豆豉青椒

材料：青椒 500g，油、盐、白砂糖、生抽各 1 勺，蒜 5 瓣，豆豉 5g。

制作：①青椒用刀拍扁。②把蒜与豆豉剁成茸备用。③热锅热油，下青椒煎至两面都煎出虎皮纹为宜。④加入少量的盐、糖调味，再加入生抽提鲜。⑤加入豆豉与蒜茸煸香即可。

功效：富含维生素 C、叶酸、镁及钾等营养成分。

（十九）豆豉腊肉煸花菜

材料：腊肉 1 小块，花菜 1 棵，半个青椒，5 瓣蒜，豆豉 1 小勺，干红椒 2 个，蒸鱼豉油 1 大勺，油适量。

制作：①先将腊肉洗净，放在高压锅中蒸上 10 分钟。②花菜掰成小朵，洗净后放入加入了盐和几滴油的开水中焯一下。③烧热锅，放少许油，下入切成片的腊肉煸炒。④将油脂煸炒出来后放入蒜粒、豆豉和红椒段继续煸炒。⑤煸炒出香味后加入焯过水的花菜翻炒。⑥翻炒的过程中加入蒸鱼豉油。⑦再加入青椒段翻炒，翻炒到青椒段微微变软即可起锅装盘。

功效：富含维生素 C、胡萝卜素、硒、维生素 K、叶酸等多种营养物质，能补充头发所需的营养。

（二十）淡豆豉蒸鲫鱼

材料：淡豆豉 30g，鲫鱼 200g，白糖 30g，料酒 30mL。

制作：①将鲫鱼洗净，去鳞及内脏，放入蒸盘内，在鲫鱼上洒上淡豆豉、料酒、白糖。②将鱼置武火上蒸20分钟即成。

功效：富含蛋白质以及其他营养素，吃后有助滋补、保健脾胃、利尿消肿。

（二十一）葱豉豆腐鱼头汤

材料：豆腐300g，草鱼1000g，淡豆豉30g，香菜15g，葱白30g，盐5g，味精3g。

制作：①鱼头去鳃，洗净切开两边；香菜、淡豆豉、葱白分别用清水洗净；香菜、葱白分别切碎；豆豉洗净，沥干水分。②将豆腐、鱼头分下油锅煎香，与淡豆豉一起放入锅内，加清水适量，武火煮沸后，改用文火煲半小时，放入香菜、葱白煮沸片刻，调味趁热食用。

功效：本品具有清热润燥之功效，对脂溢性脱发有效。

（二十二）豆豉猪心

材料：猪心500g，淡豆豉20g，大葱10g，姜5g，酱油5mL，香油10mL。

制作：①将猪心冲洗干净，切片，放入沸水中焯一下捞出。②锅中注清水，加豆豉煮约10分钟。③将猪心片倒入豆豉锅中，中火煮至熟透后捞出，加葱白、生姜、酱油、香油拌匀，装盘即成。

功效：富含蛋白质、脂肪、钙、磷、铁、维生素B_1、维生素B_2、维生素C以及烟酸等，对头发有营养保健的作用。

(二十三) 水豆豉爆腰块

材料：猪腰子 500g，水豆豉 50g，泡椒 100g，青椒 20g，干红辣椒 15g，姜 3g，白皮大蒜 3g，植物油 20mL，料酒 10mL，白砂糖 2g，香醋 2mL，玉米淀粉 5g，盐 3g，辣椒油 5mL。

制作：①将猪腰撕去外膜，剖成两半，去净腰臊，洗净切上花刀，改成块。②泡椒切成段。③淀粉放碗内加水调成湿淀粉待用。④姜、蒜切细末。⑤青红辣椒去蒂、籽，洗净，均切成段。⑥精盐、料酒、白糖、香醋、水、湿淀粉调匀成芡汁。⑦炒锅注油烧热，放入腰块爆炒至断生，捞出控油。⑧炒锅留底油，下入泡椒爆香，捞出盛在盘周围。⑨锅内再放入水豆豉、姜蒜末、青红尖椒段、泡椒茸炒香，倒入腰块翻炒，烹入芡汁炒匀，淋入辣椒油即可。

功效：补肾气，通膀胱，消积滞，止消渴。

(二十四) 豆豉鱼冻

材料：鲤鱼 800g，淡豆豉 20g，花生油 20mL，植物油 20mL，酱油 10mL，味精 2g，大葱 5g，姜 5g，盐 5g，料酒 10mL，白皮大蒜 3g。

制作：①鱼开膛洗净，晾干水分，横着切成 4cm 长的段。干豆豉洗净；葱、姜切碎。大蒜用刀拍一下。②炒锅内放花生油，烧至七成热时放进鱼段，用微火煎透后捞出。③炒锅内放植物油，烧热后放葱、姜、蒜、豆豉，煸出香味后放酱油、猪皮汤和鱼段，加适量水（汤没过鱼）、盐和料酒，开锅后用微火炖 30 分钟，离火后放味精，先晾凉，再放入冰箱中冷冻，凝固即可。

功效：补脾健胃，利水消肿，清热解毒。

（二十五）淡豆豉乌鸡肝粥

材料：粳米 100g，淡豆豉 20g，鸡肝 30g，鸡蛋清 50g，盐 2g，味精 1g。

制作：①将乌鸡肝洗净切片。②鸡肝用盐、味精、鸡蛋清拌匀备用。③豆豉泡软备用。④粳米淘洗干净备用。⑤在锅里加适量清水，放入粳米、豆豉煮粥。⑥待粥熟放入鸡肝搅匀，煮沸一会儿即可出锅食用。

功效：补肝健脾，益气生津。

（二十六）黄桃豆豉焖肉

材料：五花肉 300g，淡豆豉 50g，黄桃 100g，盐 5g，姜 10g，鸡精 3g，白砂糖 7g，黄酒 30mL，玉米淀粉 5g。

制作：①将猪五花肉洗净切成片，放入适量姜丝、黄酒、鸡精、精盐、淀粉腌制 10 分钟。②锅热后放油，油热后放姜丝，少许清水和豆豉。③锅开后再放入腌制好的五花肉，焖 10 分钟即可出锅。④将黄桃洗净，去皮核，切成薄片，垫入盘中。⑤将焖好的五花肉盛其上即可。

功效：补肾养血，滋阴润燥。

豆豉是一种具有保健作用的食物，上面我们已经了解了许多关于豆豉的食疗方，在日常生活中可以经常与其他食材进行合理搭配，可以促进头发营养的吸收，具有护发、固发的作用。

参考文献

［1］任景乐，李文立，宋晓娜，等.复合乳酸菌制剂对蛋种鸡育雏期生长性能、免疫机能和盲肠微生物的影响［J］.中国家禽，2014，（7）：32-37.

［2］Caesar R，Fak F, Backhed F. Effects of gut microbiota on obesity and atherosclerosis via modulation of inflammation and lipid metabolism［J］. Journal of Internal Medicine, 2010, 268（4）：320-328.

［3］Sekirov I, Russell S L, Antunes L C M, et al. Gut microbiota in health and disease［J］. Physiological Reviews, 2010, 90（3）：859-904.

［4］王瑞君.人体的胃肠道微生态系统和微生态平衡［J］.渝西学院学报，2005，4（4）：39-41.

［5］中华人民共和国国家卫生和计划生育委员会.《中国居民营养与慢性病状况报告（2016）》新闻发布会文字实录.中国实用乡村医生杂志，2016（15）：1-5.

［6］诸驳仁，品润霖，赵水平，等.中国成人血脂异常防治指（2016年修订版）［J］.中国循环杂志，2016，31（10）：937-953.

［7］王刚.血脂异常的病因及分类［J］.中国社区医师（医学专业），2010，（25）：1.

［8］李超，崔立红.高脂血症、高脂饮食与肠道菌群的关系［J］.世界华人消化杂志，2013，21（14）：1273-1277.

［9］刘松珍，张雁，张名位，等.肠道短链脂肪酸产生机制及生理能的研究进展［J］.广东农业科学，2013，40（11）：99-103.

［10］Pereira Dora-L-A, Mccartney Anne-L, Gibson Glenn-R.An in vitro study of the probiotic potential of a Bile-Salt-Hydrolyzing［J］. Applied and Environmental Microbiology, 2003, 69（8）: 4743-4752.

［11］钟春燕.菌群及巨噬细胞脂质分解在血脂调节中的作用与机制［D］.重庆：第三军医大学，2016.

［12］Yatsunenko T, Rey F E Manary M J, et al. Human gut microbiome viewed across age and geography［J］. Nature 2012, 486（7402）: 222-227.

［13］Everard A, Cani P D. Diabetes obesity and gut microbiota［J］. Best Pract Res Clin Gastroenterol, 2013, 27（1）: 73-83.

［14］袁宵潇，罗飞宏.肠道菌群与肥胖、糖尿病关系的研究进展［J］. 医学综述，2020，（2）：346-350.

［15］顾燕云，钟焕姿，李俊桦.肠道菌群与代谢疾病［J］.自然志，2019，41（6）：431-438.

［16］Pluznick J L.Renal and cardiovascular sensory receptors and blood pressure regulation［J］. Am J Physiol Renal Physiol, 2013, 305（4）: 439-444.

［17］Cani P D. Gut cell metabolism shapes the microbiome［J］. Science, 2017, 357（6351）: 548-549. DOI : 10.1126/science. aao2202.

［18］Ufnal M, Jazwiec R, Dadlez M, et al. Trimethylamine-Noxid: a carnitine-derived metabolite that prolongs the hypertensive effect of angiotensin Ⅱ in rats［J］. Can J Cardiol, 2014, 30（12）: 1700-1705.

［19］Wang W, Chen L, Zhou R, et al. Increased proportions of

Bifidobacterium and the Lactobacillus group and loss of butyrate-producing bacteria in inflammatory bowel disease[J]. J Clin Microbiol, 2014, 52（2）: 398-406.

［20］Kelly J R, Borre Y, O' Brien C, et al. Transferring the blues: depression-associated gut microbiota induces neurobehavioural changes in the rat［J］. J Psychiatr Res, 2016, 82: 109-118.

［21］Drago L. Probiotics and colon cancer［J］. Microorganisms, 2019, 7（3）: 66.

［22］Burkholder P R, Mcveigh L. Synthesis of vitamins by Intestinal Bacteria［J］. Proc Natl Acad Sci USA, 1942, 28（7）: 285-289.

［23］Hayashi A, Mikami Y, Miyamoto K, et al. Intestinal dysbiosis and biotin deprivation induce alopecia through overgrowth of lactobacillus murinus in mice［J］. Cell Rep. 2017, 20（7）: 1513-1524.

［24］刘涛. 皮肤"癣"类病名考证及其规范研究［D］.北京: 中国中医科学院, 2017.

［25］周丽. 丹萍皮炎丸治疗脂溢性皮炎血热风燥证的临床疗效观察［D］.哈尔滨: 黑龙江省中医研究院, 2012.

［26］张宏, 余林中, 易敏, 李克俭, 吴绍熙. 脂溢性皮炎患者粪便正常菌群的定量研究［J］.中华皮肤科杂志, 1999,（5）: 46-47.

［27］Bergbrant I M. Seborrhoeic dermatitis and pityrosporum yeasts［J］. Current Topics in Medcial Mycology, 1995,（6）: 95 -112.

［28］黄楠, 任锡凯, 苏苗赏. 肠道菌群调节机制与肥胖治疗研究进展［J］.温州医科大学学报, 2019, 49（9）: 695-699.

［29］杨若言, 吴利利, 吴阿莉, 等. 肠道菌群与肥胖关系的研究进展［J］.中国微生态学杂志, 2019, 31（8）: 969-975, 993.

［30］王萍，王颖，万红，等.以肠道菌群为靶点探讨肥胖的中医治疗［J］.中医学报，2019，34（8）：1647-1650.

［31］曾耀明，汪洋鹏，柯晓.基于藏象学说论治炎症性肠病的理论探讨［J］.中华中医药学刊，2018，36（10）：2375-2377.

［32］刘统峰.脱发证治点滴［J］.河南中医，2004，24（1）：6.

［33］郭慧玲，邵玉宇，孟和，等.肠道菌群与疾病关系的研究进展［J］.微生物学通报，2015，42（2）：400-410.

［34］解万翠，尹超，宋琳，等.中国传统发酵食品微生物多样性及其代谢研究进展［J］.食品与发酵工业，2018，44（10）：253-259.

［35］范琳琳，陈启和.传统发酵食品中的微生物及其代谢作用［J］.食品安全质量检测学报，2014，5（4）：995-999.

［36］程池.发酵食品［J］.食品与发酵工业，2019：1.

［37］马跃超，崔毅.微生物制品营养和保健功能的研究［J］.发酵科技通讯，2018，27（4）：240-243.

［38］王文风，袁兵兵，徐玲.红曲的研究现状［J］.发酵科技通讯，2014，43（1）：39-44.

［39］赵九永.传统大豆发酵食品的营养价值与保健功能［J］.粮食科技与经济，2017，2：71-73.

［40］郭瑞，付华.发酵食品的营养保健功能［J］.河套学院论坛，2008，（4）：87-91.

［41］丁瑞雪，王一然，乌日娜，等.发酵乳调控人体肠道营养健康的研究进展［J］.食品与发酵工业，2018，44（12）：281-287.

［42］杜鹏，霍贵成.传统发酵食品及其营养保健功能［J］.广州食品工业科技，2004，20（1）：110-112.

［43］Rrodrigues S, Santamaria R I, Fernandez-abalos J M, et

al.Identification of the sequences involved in the glucose-repressed transcription of the Streptomyces halstedii JM8 xysA promoter [J]. Gene, 2005, 351 (none): 1-9.

[44] Xu Guang-yong, Jiang Jin-qi, Wang ming, et al. Lactic acid reduces LPS-Induced TNF-α and IL-6 mRNA levels through decreasing IKBα phosphorylation [J]. Journal of Integrative Agriculture, 2013, 12 (6): 1073-1078.

[45] 崔玉琦, 王雅炜, 武瑞霞, 等.酵母菌在发酵乳制品中的应用研究 [J].食品科技, 2014, 39 (10): 53-56.

[46] 陈妍婕.乳酸杆菌在全谷物糙米乳中发酵特性的研究 [D].锦州:渤海大学, 2016.

[47] Amurailatpam S, Amit K R. Production of bioactive peptides during soybean fermentation and their potential health benefits [J]. Trends in Food Science and Technology, 2016, 50 (1): 1-10.

[48] 熊骏, 李海燕, 柳陈坚.传统大豆发酵食品中大豆低聚糖的生理功能研究 [J].中国微生态学杂志, 2010, 22 (1): 77-79.

[49] 陈丽艳, 官雪莲, 张蕾, 等.淡豆豉对人体肠道六种常住菌的调节作用 [J].中国微生态学杂志, 2017, 29 (10): 1122-1126.

[50] 金莎莎.茶对肠道功能调节作用的研究 [D].长沙:湖南农业大学, 2016.

[51] 李丹.黑茶对肠道菌群的调节作用研究 [D].长沙:湖南农业大学, 2012.

[52] 侯粲, 肖杰, 王曦, 等.发酵型果蔬汁通便及调节肠道菌群作用机制研究 [A].中国营养学会第十四届全国营养科学大会暨第十一届亚太临床营养大会 [C].北京:中国营养学会, 2019: 502.

［53］苏扬.韩国泡菜的制法及其风味化学原理探讨［J］.中国调味品，2010，（8）：71-74.

［54］曹佳璐，张列兵.韩国泡菜乳酸菌研究进展［J］.中国食品学报，2017，17（10）：184-190.

［55］Chow J. Probiotics and prebiotics. A brief overview［J］. Journal of Renal Nutrition, the Official Journal of the Council on Renal Nutrition of the National Kidney Foundation, 2002,12（2）: 76-86.

［56］Park D W, Lee H S, Shim M S, et al. Do kimchi and cheonggukjang probiotics as a functional food improve androgenetic alopecia? A clinical pilot study［J］. World J Mens Health［J］. 2020, 38（1）: 95-102.

［57］张文慧，李青林.葡萄酒与健康关系的研究新进展［J］.中国酿造，2019，38（2）：11-12.

［58］赵德安.数典忘祖说豆豉（上）［J］.中国调味品,2008,（1）: 18.

［59］王思齐，王满元，关怀，等.淡豆豉的本草考证［J］.中国现代中药，2018，20（4）：473-488.

［60］张桂香，张炳文，祁国栋.科学解读中国豆豉的功能保健价值与文化内涵［J］.楚雄师范学院学报，2015，13（7）：11-17.

［61］李时珍，著.本草纲目［M］.李伯钦，注.北京：中医古籍出版社，2008.

［62］穆慧玲，李里特.豆豉的保健功能及开发价值［J］.农产品加工学刊，2008，（11）：31-32.

［63］蔡尤林.豆豉营养成分及研究进展［J］.中国调味品，2015，40（6）：119-123.

［64］Perez，Marlen. Study of microbial contamination of tempeh［J］. Alimentaria，2003（40）：129–132.

［65］Ogawa，Yoshio. An original habitat of tempeh molds［J］. Mycoscience, 2004, 45（4）：271–276.

［66］钱家亮，宋俊梅，宁维颖，等.豆豉天然制曲过程的动态研究［J］.食品与发酵工业，2008，34（2）：58–60.

［67］卢露，郑晓莹.豆豉发酵中微生物及其功能研究进展［J］.粮食与食品工业，2011，18（1）：42–45.

［68］李洋.豆豉的营养成分及研究进展［J］.食品安全导刊，2017：61.

［69］张雪梅，张玲，高飞虎，等.豆豉的营养研究现状及发展前景［J］.南方农业，2015，9（4）：51–53.

［70］梅忠，孙健，孙恺，等.大豆异黄酮的保健功效、生物合成及种质发掘与遗传育种［J］.核农学报，2014，28（7）：1208–1213.

［71］Yuan B, Ren J, Zhao M, et al. Effects of limited enzymatic hydrolysis with pepsin and high–pressure homogenization on the functional properties of soybean protein isolate［J］. LWT–Food Science and Technology, 2012, 46（2）：453–459.

［72］Christopher Beermann, Marco Euler, Jochen Herzberg, et al. Anti–oxidative capacity of enzymatically released peptides from soybean protein isolate［J］. European Food Research and Technology, 2009,（229）：637–644.

［73］戴媛，冷进松.大豆多肽的功能性质及应用前景［J］.河南工业大学学报（自然科学版），2019，40（2）：132–139.

［74］Omar G O, Anar L L, Josf M D, et al. Production and purification of recombinant hypocholesterolemic peptides［J］. Biotechnology Letters, 2015, 37（1）: 41-54.

［75］黄思满, 钟机, 陈丽娇. 大豆低聚糖的生理功能与研究进展［J］. 现代食品, 2016,（1）: 110-111.

［76］闫静弋, 张俊黎. 大豆低聚糖生理保健功能研究进展［J］. 预防医学情报杂志, 2004, 20（3）: 267-269.

［77］薛文通, 王浩. 功能性低聚糖——大豆低聚糖［J］. 食品研究与开发, 2003, 24（3）: 3-5.

［78］李倩倩, 王艳, 罗旭, 等. 大豆低聚糖及其降血脂作用研究进展［J］. 核农学报, 2017, 31（9）: 1788-1793.

［79］代丽娇. 豆豉营养与保健功能的研究. 粮食加工［J］. 2007, 32（2）: 57-59.

［80］彭志英. 大豆功能性成分的开发现状［J］. 中国油脂, 2000, 25（4）: 44-47.

［81］刘宏帅, 吴晓俊, 胡之璧. 大豆皂苷药理活性及抗癌机制研究进展［J］. 国际药学研究杂志, 2013, 40（1）: 79-84.

［82］尹明. 大豆皂苷研究进展齐鲁工业大学学报［J］. 2018, 32（6）: 34-38.

［83］张荣标, 林炳南, 陈铁晖. 大豆皂苷及乳酸菌对机体免疫功能影响的研究进展［J］. 海峡预防医学杂志, 2011, 8（17）: 19-20.

［84］杜木英, 陈宗道, 阚建全, 等. 豆豉保健功能成分研究进展［J］. 粮食与油脂, 2003,（2）: 9-11.

［85］李洋. 豆豉营养成分及研究进展［J］. 食品安全导刊, 2017,（18）: 61.

［86］李琳, 钱忠明. 大豆异黄酮的药理作用和保健功能的研究进

展［J］.中国药学杂志，2002，（10）：6-8.

［87］孙颖，吴哲，景瑛，生发灵对实验大鼠血清 T、E_2、T/E_2 调节及对毛发的影响［J］.吉林中医药，2011，31（11）：1112-1113.